1日でマスターする

# 心不全の基本知識と患者ケア

―5stepで学ぶ最もやさしいテキスト―

🧩 監　修
**佐藤直樹** 日本医科大学武蔵小杉病院循環器内科教授

🧩 執　筆
**佐藤直樹** 日本医科大学武蔵小杉病院循環器内科教授
**石原嗣郎** 日本医科大学武蔵小杉病院循環器内科
**石田洋子** 日本医科大学武蔵小杉病院／慢性心不全看護認定看護師

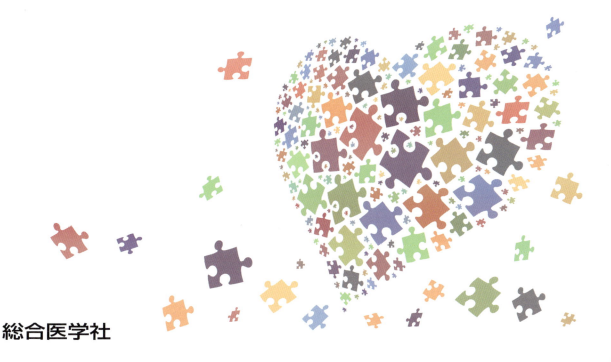

総合医学社

## 執筆者一覧

●監　修

佐藤直樹　日本医科大学武蔵小杉病院循環器内科教授

●執　筆

佐藤直樹　日本医科大学武蔵小杉病院循環器内科教授　　　　　Step 2, 4
石原嗣郎　日本医科大学武蔵小杉病院循環器内科　　　　　　　Step 1, 3
石田洋子　日本医科大学武蔵小杉病院/慢性心不全看護認定看護師　Step 5

## ●●● はじめに ●●●

　心不全は，疾患名でなく症候群なので，原因もさまざま，病態もさまざまで捉えどころがないと言われます．したがって，細部にこだわりすぎると全体像を見失います．全体像を常に意識するためには，症状・徴候をきたす病態，病態に合った治療，そして，それを実現するために行うチーム医療という心不全診療の流れをしっかりおさえておくことが重要です．心不全の原因はさまざまでも，そこから生じる病態は，肺水腫，全身的な浮腫，低心拍出による低灌流の3つの病態に分けることができます．このように病態を単純化して理解することは，よりよい看護につながります．本書では，心不全をしっかり理解し，よりよいチーム医療を行うために，5つのStepに分けて心不全診療をかみ砕き，明日からの看護に活かせる実践的なポイントを解説してあります．

　Step1は，心不全の定義と分類，Step2では，病態，特にうっ血所見についてのポイントを解説し，病態に基づいた治療についてはStep3で，薬物と非薬物に分けて解説してあります．さらに，Step4では，薬剤についての基本的な知識と患者さんに標準治療薬の必要性を理解してもらうためのポイントを解説してあります．最後に（Step5），実例をもとに，看護師を中心とする心不全チーム医療の実施の仕方についてわかりやすくまとめました．

　このようなStepを踏んで，心不全診療の流れを理解することで，心不全の全体像を把握できると思います．そして，心不全診療にかかわるすべてのメディカルスタッフが，この心不全診療の流れを共有し，多職種による多角的アプローチを実践することができれば，それは，患者さんに対してすばらしい診療を提供することになります．すなわち，このようなアプローチが，心不全診療で最も解決されなければならない重要な課題である心不全悪化や再入院の問題を改善することにつながるのです．

　本書を参考に，よりよい心不全チーム医療をぜひとも実現していただければ，我々にとってこの上ない喜びです．

2017年2月

日本医科大学武蔵小杉病院循環器内科教授
**佐藤直樹**

# 目 次

## Step1 心不全のステージ分類を理解する！
―急性と慢性は一連の流れとして捉える！― ………………… 1

**1** 心臓の解剖と生理 ……………………………………………………… 3
　　心拍出量 ……………………………………………………………… 4
　　心拍出量の分配 ……………………………………………………… 4
　　心臓の収縮拡張のサイクル ………………………………………… 5
　　血圧とは？ …………………………………………………………… 6
　　前負荷とは？ ………………………………………………………… 7
　　後負荷とは？ ………………………………………………………… 8

**2** 心不全を病態変化で考える …………………………………………… 10
　　急性心不全の定義 …………………………………………………… 10
　　慢性心不全の定義 …………………………………………………… 11
　　海外の心不全のガイドラインでは？ ……………………………… 12
　　心不全の分類 ………………………………………………………… 12

**3** 心不全を原因で考える ………………………………………………… 16
　　冠動脈疾患 …………………………………………………………… 16
　　弁膜症 ………………………………………………………………… 18
　　拡張型心筋症 ………………………………………………………… 23
　　高血圧性心疾患 ……………………………………………………… 24

**4** 心不全は，いろいろな見方がある …………………………………… 25
　　急性心不全と慢性心不全 …………………………………………… 25
　　左心不全と右心不全 ………………………………………………… 25
　　収縮不全と拡張不全 ………………………………………………… 29
　　低心拍出性心不全と高心拍出性心不全 …………………………… 30

## Step2 バイタルサインはこうみる！
―うっ血所見の取り方のコツ― …………………………………… 31

**1** 血圧と心拍数をしっかりと評価しよう！ …………………………… 33
**2** うっ血の評価 …………………………………………………………… 36

右心不全によるうっ血 ……………………………………………………37
　　　左心不全によるうっ血 ……………………………………………………38
　　　うっ血の胸部X線による評価 ………………………………………………39
　　　うっ血の血行動態による評価 ………………………………………………40

## Step 3　心不全治療の基本を知る
──薬物療法，非薬物療法の適応はこれでわかった！── ……………47

**1**　まず症例で考えてみてみよう！ ……………………………………………49
　　　検査と診断 ……………………………………………………………49
　　　治療 …………………………………………………………………55

**2**　呼吸管理の基本 ………………………………………………………59

**3**　薬物療法の基本 ………………………………………………………61
　　　利尿薬 …………………………………………………………………61
　　　血管拡張薬 ……………………………………………………………66
　　　強心薬・昇圧薬 …………………………………………………………69

**4**　補助循環装置 …………………………………………………………71
　　　大動脈内バルーンパンピング（IABP） …………………………………72
　　　植込み型除細動器（ICD） ………………………………………………75
　　　心臓再同期療法（CRT） …………………………………………………76
　　　経カテーテル的大動脈弁留置術 ……………………………………………78
　　　人工心臓 ………………………………………………………………79
　　　心臓移植 ………………………………………………………………79

## Step 4　患者さんへの服薬指導のコツ
──どうしてこの薬が必要なのか？── ……………………………………83

**1**　標準的心不全薬物療法を理解するための心不全分類 ……………………………85
**2**　心不全の標準薬物療法 ……………………………………………………87
　　　レニン・アンジオテンシン・アルドステロン系（RAA系） ……………………87
　　　交感神経系（β遮断薬） …………………………………………………90
　　　利尿薬 …………………………………………………………………92

| 3 | 実際の症例でみてみよう！ | 93 |
| 4 | 薬物療法の効果を最大限にひき出す服薬指導のコツ | 98 |
| | なぜ，この薬を飲む必要があるのか？ | 98 |
| | それぞれの薬剤をどんな目的で飲むのか？ | 98 |
| | どうして続けなければいけないのか？ | 99 |
| | どうして増量していかなければいけないのか？ | 99 |

## Step 5　事例から学ぶ心不全チーム医療と心不全看護　101

| 1 | 心不全パンデミックに備えて | 103 |
| 2 | 症例を通してチーム医療による介入ポイントを学ぼう！ | 105 |
| | 症例の概要 | 105 |
| | 病態把握と初期対応 | 106 |
| | 治療経過1 | 109 |
| | 退院に向けて，社会的背景，生活背景の情報を収集する | 111 |
| | セルフモニタリングを指導する | 115 |
| | 早すぎた退院の結果 | 115 |
| | 心不全増悪の要因をアセスメントし，病態を把握する | 117 |
| | 治療経過2 | 118 |
| | 再入院予防への対策 | 119 |
| | 退院前評価 | 122 |
| | 退院後の継続介入と評価 | 124 |
| 3 | 心不全チーム医療 | 126 |
| | 心不全におけるチーム医療 | 126 |
| | 連携と心不全チーム医療の今後の課題 | 130 |

■索引　131

# Step 1

# 心不全のステージ分類を理解する！
－急性と慢性は一連の流れとして捉える！－

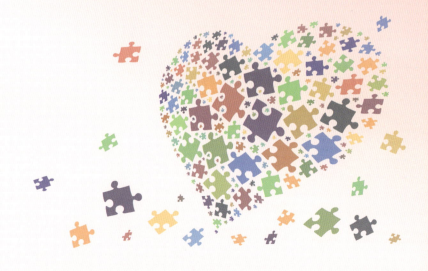

Step ① 心不全のステージ分類を理解する！ ―急性と慢性は一連の流れとして捉える！―

# 1 心臓の解剖と生理

**POINT**
- 1回拍出量は心臓が1回収縮することで拍出される血液量
- 心拍出量は1分間で心臓から拍出される血液量
- 収縮と拡張では，拡張するほうが大きなエネルギーを使う
- 前負荷とは全身から心臓に帰ってくる血液量
- 後負荷とは左心室が全身に血液を駆出しているときにかかる左心室に対する負荷

　心臓は1日に約10万回律動的に拍動します．80年でおよそ30億回動き続けることになります．左心室が力強く拡張することで，僧帽弁を介して左心房および，その上流である肺から酸素を多く含んだ血液を吸引します．ひき続いて左心室が収縮することで大動脈弁を介して全身に血液を拍出します．その後，全身から帰って

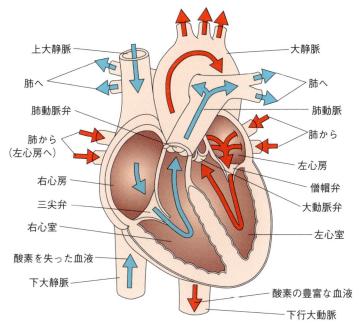

図1-1　心臓のしくみと血流

きた酸素を失った血液は三尖弁を介して，右心房・右心室へ，肺動脈弁を介して肺へと送られます（図1-1）．

## 心拍出量

心臓が1回収縮することで拍出される血液の量を1回拍出量，1分間で心臓から拍出される血液量を心拍出量といいます（表1-1）．つまり，心拍出量は1回拍出量と心拍数の積に等しくなります．成人の安静時の心拍出量は4〜7 L/分といわれています．しかしながら，心拍出量は絶えず変化しており，睡眠，ストレス，運動，妊娠など，必要に応じて増減します．

**表1-1 心拍出量**

1回拍出量：心臓が1回収縮することで拍出される血液量
心拍出量：1分間に心臓から拍出される血液の量

**心拍出量＝1回拍出量×心拍数**

安静時
1回拍出量は70〜80 mL　　→　　心拍出量は75 mL×70/分
心拍数は60〜80/分　　　　　　　約5 L/分

激しい運動を行った場合は約4〜5倍に増加する

## 心拍出量の分配

左心室から駆出された血液はさまざまな臓器に分配されることになりますが，原則として組織の代謝に応じた分配がなされます（表1-2）．つまり，安静時に骨格筋で消費される酸素の割合は約20％ですが，20％の血液が分配されます．しかしながら，腎臓の酸素消費量は約6％程度にもかかわらず，約20％の血液が必要です．これは，尿をつくるのには大量の血液を濾過しなければならないことを反映しています．逆に心臓は酸素消費量に見合わない血液しか分配されません．そのため，酸素抽出率（ヘモグロビンに結合している酸素を組織がひき抜く力のことで，それ以外の臓器は通常25％前後，つまりヘモグロビンに結合している酸素を25％程度引き抜くことができる）を非常に高く（65〜75％）することで組織の酸素不足を解消しています．余談ですが，このことからも心臓を栄養する冠動脈の狭窄，いわゆる狭心症・心筋梗塞は大きな問題

表 1-2 心拍出量の分配

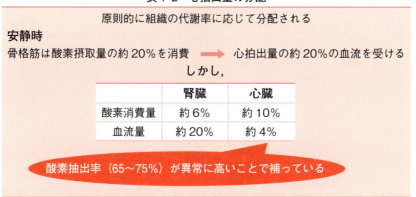

になります．

## 心臓の収縮拡張のサイクル

　心臓は規則正しく収縮と拡張を繰り返しています（**図 1-2**）．収縮と拡張，どちらにより大きなエネルギーが必要なのでしょうか？　多くの人が，図にあるように収縮するのに大きな力が必要と考えているようです．しかし，実は拡張するのに大きなエネルギーを使っています．これはゴムを伸ばすとき（心臓でいうところの拡張）に力を使い，離すとき（収縮）にはゴムの弾性で縮むのと同じです．

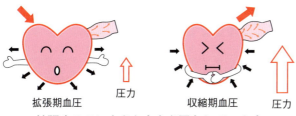

拡張するのに大きな力を必要としています
図 1-2　心臓の収縮拡張のサイクル

　では，その心臓の収縮と拡張は心拍数によってどのように変化するのでしょうか？　**図 1-3** に示すとおり，安静時には拡張時間が十分とられていることがわかると思います．しかし，心拍数の上昇に伴い収縮時間はそれほど変わらないにもかかわらず，拡張時間が大きく短縮しています．病的な頻脈の際には，例えば頻脈性心房細

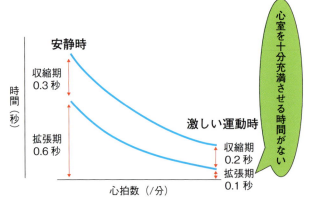

図1-3 心臓の収縮拡張のサイクル（正常心拍数・頻脈時）

動など，この拡張時間が短くなることで，肺から左心房および左心室への流入が減少し，心拍出量の低下・血圧の低下につながります．

## 血圧とは？

血圧とはどのような因子で決定されるのでしょうか？ 図1-4にあるように，血圧は心拍出量と末梢血管抵抗で算出されます．心拍出量は先ほど述べたように，1回拍出量に心拍数をかけた値になります．最終的に1回拍出量に影響する因子が血圧に影響を及ぼすことになります．これは大きく分けて，2つの因子から成ります．1つめは心室を収縮・拡張させるためのエネルギー源であり，心臓にプラスにはたらきます．そのエネルギーの源はさらに前負荷と収縮性に分けられます．2つめの因子は，後負荷で心臓にマイナスにはたらきます．

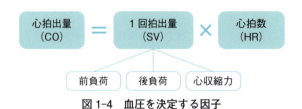

図1-4 血圧を決定する因子

## 前負荷とは？

では，前負荷とは一体何なのでしょうか？（図1-5）　前負荷とは，全身から心臓に帰ってくる血液量のことと考えて基本的に大きな問題はありません．つまり，帰ってくる血液量が増えれば，前負荷の増加，帰ってくる血液量が減れば前負荷の減少と表現します．

前負荷を理解するのに，もう一つ知っておかなければならないことがあります．生理的な範囲内であれば，筋肉はひき伸ばされればひき伸ばされるほど力が強くなるということです．これをフランク・スターリングの法則といいます．ここからいえることは，全身から心臓に帰ってくる血液量が増えれば，つまり前負荷が増えれば，その分だけ心筋がひき伸ばされることになり，心筋の収縮力が強くなります．言い換えると，輸液や輸血により前負荷が増えることで，左心室の容積が増加し，1回拍出量が増え，血圧の上昇につながります（先ほども出てきましたが，血圧＝心拍出量×末梢血管抵抗．心拍出量＝1回拍出量×心拍数です）．

逆に脱水症をきたした場合は，血液量が減少し，つまり前負荷が減少し，左心室の容積が減少，1回拍出量が低下します．通常，心拍数の上昇で血圧低下を代償しますが，脱水が高度になると血圧が低下してきます．もう1つのエネルギー源である収縮性ですが，これはカテコラミンなどの使用により心筋自体の収縮能が上がることで，血圧が上がります．

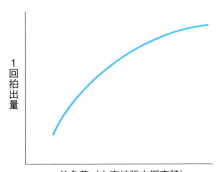

図1-5　前負荷とは？
つまり左心室がめいっぱいに拡がったときの大きさ．

## 後負荷とは？

では，逆に心臓に対してマイナスにはたらく後負荷とは何なのでしょうか？　==後負荷とは，大動脈弁が開き，左心室が全身に血液を駆出しているときにかかる左心室に対する負荷のことです==（図1-6）．つまり，心臓はこの後負荷に打ち勝つだけの力を出して，収縮しなければ血液を駆出することができません．後負荷が高ければ高いほど，左心室は強く収縮する必要がありますし，後負荷に見合うだけの収縮ができなければ，駆出する血液量は減少，つまり心拍出量は低下します．臨床的には後負荷は収縮期血圧で代用されることが多いです．

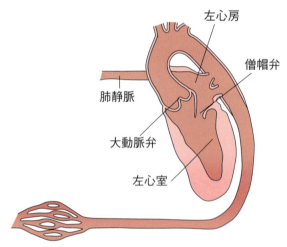

図1-6　後負荷とは？

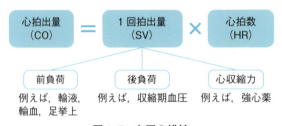

図1-7　血圧の維持

このように前負荷と後負荷のバランスによって，心拍出量が変化します．つまり，脱水や出血によって血圧が下がった場合は，輸液や輸血をすることで，前負荷を増やし血圧の維持に努めます．また，心筋梗塞の患者で，広範囲に心筋が壊死に陥ったときには心原性ショックに至ることがあります．その際は急激に落ちた収縮能を補助する目的で，ドパミンやドブタミンなどの強心薬を使用します．また，急激な血圧の上昇（後負荷の上昇）は，左心室にとって負荷になりますので，それに見合うだけの収縮力がなければ，心拍出量は低下することになります．その際は，血管拡張薬を使用することで，後負荷の軽減につながり，心拍出量は上昇します．慢性的な血圧の上昇（高血圧症の患者など）は，慢性的な心負荷になりますので，徐々に心筋は肥大し，心機能は低下していくことになります．つまり，==高血圧治療は心機能の保護にもつながる==ことになります（図1-7）．これは後で詳しく述べることにします．

# Step❶ 心不全のステージ分類を理解する！ ―急性と慢性は一連の流れとして捉える！―

# 2 心不全を病態変化で考える

> **POINT**
> - 急性心不全は，急激に症状や徴候が出現し，治療がすぐに必要な状態
> - 慢性心不全は，心機能が低下することで全身の需要に合った血液を送ることができなくなった状態
> - 海外では急性心不全と慢性心不全を一連の疾患と捉えている
> - 「NYHA心機能分類」と「AHA/ACCステージ分類」を理解する

## 急性心不全の定義

　では，心不全とはいったい何なのでしょうか？　病態の変化から考えてみることにします．日本循環器学会のガイドラインでは，2つの病態が示されています[1, 2]．急性心不全と慢性心不全です．**表1-3**[1] に示すような定義が日本循環器学会から提唱されています．つまり，急性心不全とは，急激に症状や徴候が出現し，それに対する治療がすぐに必要な状態であるといえます．症状や徴候は軽症なものから激烈な症状のため死に至るものまで，さまざまです．急性心不全の患者の多くは，水分過剰の状態で搬送されることが知られており，水分過剰に伴う症状（息切れ，呼吸困難など），徴候（頸静脈怒張，下腿浮腫など）が多くの場合認められます．

表1-3　急性心不全の定義

| |
|---|
| 心臓に器質的および/あるいは機能的障害が生じて急速に心ポンプ機能の代償機転が破綻し，心室拡張末期圧の上昇や主要臓器への灌流不全を来たし，それに基づく症状や徴候が急性に出現，あるいは悪化した病態． |
| 新規発症や慢性心不全の急性増悪により起こるが，症状や徴候は軽症のものから致死的患者まで極めて多彩である． |

〔循環器病の診断と治療に関するガイドライン（2010年度合同研究班報告）：急性心不全治療ガイドライン（2011年改訂版）より引用〕

## 慢性心不全の定義

慢性心不全とは**表 1-4**[2]にあるとおり，心機能が低下することで全身の需要に合うだけの血液を送ることができなくなった状態のことです．心機能が正常であれば，軽度の負荷(例えば重い荷物を持ったり，早歩きなど)から 100 m 走などの強い負荷までいろいろな状況に耐えることができます．しかし，重症の心不全になると息切れや下肢筋力の低下などから早歩きすることすらできなくなってしまいます．

表 1-4 慢性心不全の定義

| |
|---|
| 慢性の心筋障害により心臓のポンプ機能が低下し，末梢主要臓器の酸素需要量に見合うだけの血液量を絶対的にまた相対的に拍出できない状態であり，肺，体静脈系または両系にうっ血を来たし日常生活に障害を生じた病態． |

〔循環器病の診断と治療に関するガイドライン (2009 年度合同研究班報告)：慢性心不全治療ガイドライン (2010 年改訂版) より引用〕

では，心臓の機能が低下した状態，特に収縮能が落ちた状態は心不全といえるのでしょうか？　それは，間違いです．多くの人は，心機能低下＝心不全と勘違いしています．心機能異常に症状や徴候が伴って初めて心不全といえます．逆に，後でも述べますが，見た目の心機能が保たれていても心不全の患者は多くいます．つまり，見た目の心臓の収縮性で心不全かどうか決めつけるのは時に困難なのです (図 1-8)．

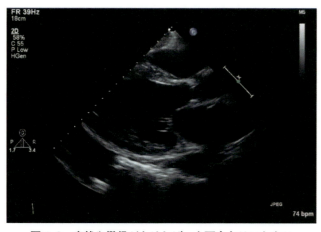

図 1-8　症状や徴候がなければ，心不全とはいわない

## 海外の心不全のガイドラインでは？

　ところで，海外の学会の心不全のガイドラインはどのようになっているのでしょうか？　日本のガイドラインでは急性と慢性を別々に取り上げて2つのガイドラインとして発表しています．しかし，欧州心臓病学会では急性と慢性を1つのガイドラインとして作成していることが特徴です（**表1-5**）．

**表1-5　ヨーロッパ心臓病学会の心不全の定義**

| ESC Guidelines for the diagnosis and treatment of acute and chronic heart failure 2012 |
|---|
| The Task Force for the Diagnosis and Treatment of Acute and Chronic Heart Failure 2012 of the European Society of Cardiology. Developed in collaboration with the Heart Failure Association (HFA) of the ESC |
| **急性と慢性を一連の疾患と捉えている** |

## 心不全の分類

　日本循環器学会の「慢性心不全治療ガイドライン」には，心不全のステージ分類とNYHA（ニューヨーク心臓協会）分類が示されています．これは，重症度からみた薬物治療指針というだけでなく，疾患の重症度の継時的な推移をみるには非常に役に立つ分類表です．NYHA分類をみると，矢印は⇔で示されています．つまり，心不全の症状は治療によって，ⅠからⅡへ，ⅡからⅢへ．そして，逆にⅢからⅡへ，ⅡからⅠへと両方向性に推移することがわかります．しかし，AHA/ACC分類はステージAからステージDまで一方向性にしか進まないことが示されています．これは一部の例外を除いて，多くの症例に当てはまります（**図1-9**）．大事なことは，心不全に対する適切な教育を提供するとともに，ステージ分類に合った至適な治療を行うことで，これ以上重症度を上げないようにすることです．非常に地味な作業にみえますが，この地味な作業こそが心不全診療の根幹にあることは忘れてはなりません．

　先ほども出てきましたが，NYHA分類とは（**表1-6**），New York Heart Association（ニューヨーク心臓協会）の略称になっています．歴史的には1921年，Dr. Paul Dudley WhiteとDr. Merrill M. Myersが心疾患を分類しようと試みたことから始まっているようです．現

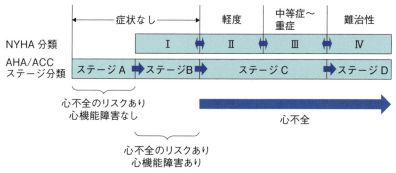

図1-9 心不全のステージ分類およびNYHA分類

表1-6 NYHA心機能分類

| | |
|---|---|
| Ⅰ度 | 心疾患はあるが身体活動に制限がない．日常的な身体活動では著しい疲労，動悸，呼吸困難あるいは狭心痛を生じない |
| Ⅱ度 | 軽度の身体活動の制限がある．安静時には無症状である．日常的な身体活動で疲労，動悸，呼吸困難あるいは狭心痛を生じる<br>Ⅱs度：身体活動に軽度制限のある場合<br>Ⅱm度：身体活動に中等度制限のある場合 |
| Ⅲ度 | 高度な身体活動の制限がある．安静時には無症状である．日常的な身体活動以下の労作で疲労，動悸，呼吸困難あるいは狭心痛を生じる |
| Ⅳ度 | 心疾患のため，いかなる身体活動も制限される．心不全症状や狭心痛が安静時にも存在する．わずかな労作でこれらの症状は増悪する |

表1-7 AHA/ACCステージ分類

| | |
|---|---|
| Stage A | 危険因子を有するが，心機能障害がない |
| Stage B | 無症状だが，器質的心障害がある |
| Stage C | 症候性心不全 |
| Stage D | 治療抵抗性心不全 |

在のように，高性能の心エコーや心臓カテーテル検査などができない時代に，患者の症状や身体所見などを詳細にみて，分類しようとしました．医師同士が，患者が目の前にいなくても，状態を簡単に想像できるようにしたのです．その後，1928年，ニューヨーク心臓協会から第1版が出版され，そこに心血管疾患についての分類が初めて記載されることになりました．いろいろと修正が加わり，現在では表のように分類されています．この分類が優れているのは，世界中で通用すること，分類された数字のみで誰もが容易に患者像を想像できること，そして何より，特別な機械や器具が必要ないこ

とです.

　NYHA分類は，運動対応能やそのときの症状などに焦点を当てているのに対して，AHA/ACCステージ分類は疾患自体の状態・進行度合いに焦点を当てています（**表1-7**）．この2つの分類は，別々のことを表現していますが，心不全患者の状態を表現するには非常に有用であり，補完的な関係にあるといっていいでしょう．表を見てもわかるように，いわゆる心不全はステージCからです．それはなぜでしょうか？　前にも述べましたが，ステージBまでは心不全症状がないからです．ステージBまでは心不全のリスクをもった状態です．一般病院の循環器病棟に入院してくる患者の多くはステージCの状態だと思います．ステージDは特に重症の患者であり，持続的に強心薬を使わなければならない患者や心臓移植が必要な患者などが含まれます．また，ホスピスケアが必要な患者もここに入ってくるでしょう．大事なことは，ステージAは前心不全状態と考えて，後の心不全患者にならないためのケアが必要で

**心不全のリスクがある**

| Stage A | Stage B |
|---|---|
| 心不全の高リスク群，しかし，構造的心疾患や心不全の症状はない | 構造的心疾患はあるが，心不全の症候はない |

**治療内容**
**GOALS**
・高血圧治療
・禁煙指導
・脂質異常の治療
・定期的な運動
・飲酒，不法薬物の使用の中止
・メタボリックシンドロームの管理
**薬剤**
・心血管疾患あるいは糖尿病を伴う適応患者へのACE阻害薬あるいはARB投与

**治療内容**
**GOALS**
・Stage Aのすべての治療
**薬剤**
・適応患者へのACE阻害薬あるいはARBの投与
・適応患者へのβ遮断薬投与
**選択的な医療機器の使用**
・植込み型除細動器（ICD）

**心不全**

| Stage C | Stage D |
|---|---|
| かつてまたは現在の心不全症候を伴う構造的心疾患 | 特殊化された介入を要する難治性心不全 |

**治療内容**
**GOALS**
・Stage AとBのすべての治療
**標準使用薬剤**
・利尿薬，ACE阻害薬，β遮断薬
**選択的使用薬剤**
・アルドステロン拮抗薬，ARBs，ジキタリス，ヒドララジン，硝酸薬
**選択的な医療機器の使用**
・両心室ペーシング
・植込み型除細動器（ICD）

**治療内容**
**GOALS**
・StageAとBとCのすべての治療
**オプション**
・ホスピスケア
・特別な治療
　・心臓移植
　・強心薬の持続投与
　・機器による循環補助
　・経験的な手術や薬物療法

**図1-10　AHA/ACC慢性心不全の評価および管理ガイドライン―慢性心不全のステージ別治療戦略**〔Hunt SA, et al：ACC/AHA 2005 guideline update for the diagnosis and management of chronic heart failure in the adult：a report of the American College of Cardiology/American Heart Association Task Force on Practice Guidelines (Writing Committee to Update the 2001 Guidelines for the Evaluation and Management of Heart Failure). J Am Coll Cardiol 46(6)：e1-82, 2005 を参照して作成〕

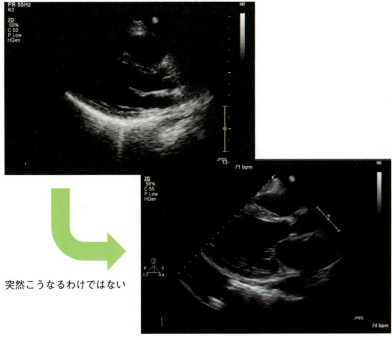

突然こうなるわけではない

図 1-11　心不全に至る経過

あるということです（図 1-10）．

　つまり図 1-11 に示したように，突然心機能が低下した状態になるわけではありません．さまざまな因子がはたらいて最終的に心不全に至ることを理解しておく必要があります．逆にいうと，心不全患者を診た際には，必ず心不全に至る原因を探さなければならないということです．心不全ばかりに目がいって，その大元である原因に対する治療を疎かにすれば，いつまでたっても心不全は治りません．はじめにボタンを掛け違えてしまうと，後が大変なのです．

Step❶ 心不全のステージ分類を理解する！—急性と慢性は一連の流れとして捉える！—

# 3　心不全を原因で考える

> **POINT**
> - 心不全の原因には，冠動脈疾患，弁膜症，拡張型心筋症，高血圧性疾患などが挙げられる
> - 心不全の多くは生活習慣病の破綻からくる
> - 心不全は予防が重要．血圧，コレステロール，血糖の管理が大切

　では，心不全の主な原因とは何でしょうか？　日本循環器学会の「急性心不全治療ガイドライン」によれば，冠動脈疾患，心筋症，弁膜症および高血圧性心疾患が挙げられています．その原因をそれぞれみてみましょう．

## 冠動脈疾患

　まず，冠動脈疾患からみていくことにしましょう．冠動脈疾患とは，心臓を栄養する血管が狭窄，閉塞することで心機能が低下していく疾患の総称です．狭心症，心筋梗塞などが挙げられます．（図1-12）．つまり，この場合の心機能の低下は，主に血管側にあるといっていいでしょう．心筋梗塞とは冠動脈のプラークが突然破裂することで，急激に血管を閉塞し，心筋が壊死します．心筋壊死の範囲をできるだけ軽くするため，急性期から経皮的冠動脈ステント術が行われています（図1-13～15）．このような治療がない時代は，

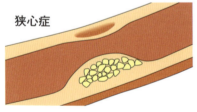
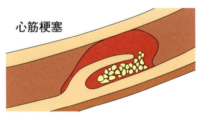

図1-12　狭心症と心筋梗塞

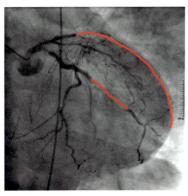

図 1-13　冠動脈造影①

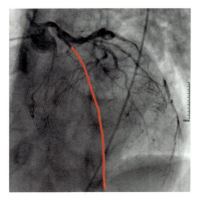

図 1-14　冠動脈造影②

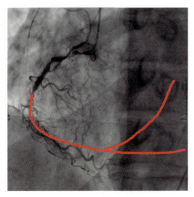

図 1-15　冠動脈造影③

表 1-8　UKPDS（United Kingdom Prospective Diabetes Study）による報告

UKPDS 23：2 型糖尿病患者の冠動脈疾患危険因子

冠動脈疾患（n=280）

| 順　位 | 危険因子 | p 値* | |
|---|---|---|---|
| 第 1 位 | LDL-C | <0.0001 | 脂質異常症 |
| 第 2 位 | HDL-C | 0.0001 | |
| 第 3 位 | HbA$_{1C}$ | 0.0022 | ― 糖尿病 |
| 第 4 位 | 収縮期血圧 | 0.0065 | ― 高血圧 |
| 第 5 位 | 喫煙 | 0.056 | |

＊：Stepwise multivariate Cox model
対象：2 型糖尿病患者 3,055 例
方法：追跡期間中に冠動脈疾患を発症した 280 例について，臨床診断および心電図検査により，冠動脈疾患発症の危険因子を評価

〔Turner RC, et al：Risk factors for coronary artery disease in non-insulin dependent diabetes mellitus：United Kingdom Prospective Diabetes Study（UKPDS：23）. BMJ 316(7134)：823-828, 1998 より引用〕

そのまま亡くなっていましたが，専門病院での集中管理と早期再灌流療法のおかげで現在では死亡率は5％程度といわれています．

　では，冠動脈疾患の原因は何でしょうか？ UKPDS（United Kingdom Prospective Diabetes Study）という，英国で行われた大規模臨床試験からの報告（表1-8）によれば，第1位に悪玉コレステロールであるLDL（low density lipoprotein），第2位に善玉コレステロールであるHDL（high density lipoprotein），第3位に血糖コントロールの指標であるHbA1cが挙げられています．第1位および第2位がともに脂質に関する指標であることは驚きです（高LDL血症および低HDL血症）．心不全の原因を探すことが大事と述べましたが，虚血性心疾患でも同じことがいえることがわかると思います．物事には原因と結果があるのです．

## 弁膜症

　次に弁膜症についてです（表1-9，図1-16, 17）．

　==弁膜症は大きく分けて，弁がうまく開かない狭窄症と，弁がきちんと閉じない閉鎖不全症の2つに分類==されます．弁は全部で4つありますので，理論的には8つの弁膜症が存在することになります．しかしながら，成人の心不全においては，大動脈弁狭窄症・閉鎖不全症，僧帽弁狭窄症・閉鎖不全症，さらに三尖弁閉鎖不全症の5つが問題になってきます．狭窄症の場合，狭くなった弁を力任せに弁の向こう側に血液を押し出すため大きな圧が必要になります．これを圧負荷といいます．圧負荷は，筋力トレーニングと一緒で，徐々に心筋が肥大してきます．しかも，内腔を狭くするかたちで肥大してくるため，求心性肥大とよばれます．一方，閉鎖不全症の場合，送ったはずの血液が再度戻ってくるため，いつまでたっても容量が多いままで，効率が非常に悪い状態です．圧負荷と対照的にこれを容量

表1-9　弁膜症とは？

弁が開かない→狭窄症
弁が閉じない→閉鎖不全症
・大動脈弁
・僧帽弁
・三尖弁
・肺動脈弁

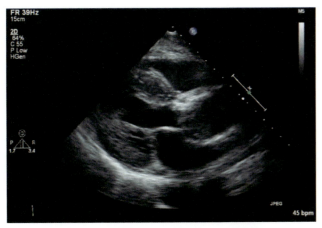

図 1-16　弁膜症（弁が開かない＝狭窄症）

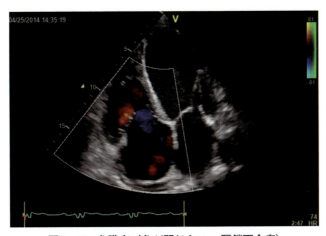

図 1-17　弁膜症（弁が閉じない＝閉鎖不全症）

負荷とよびます．容量負荷の場合，内腔は徐々に大きくなり遠心性肥大，つまり心拡大を呈するようになってきます．

### ●大動脈弁狭窄症（図 1-18）

　大動脈弁狭窄症は，左心室から大動脈に送る際の大動脈弁自体が狭窄しているため，左心室は長期にわたり筋力トレーニングをしていることになります．つまり，徐々に左室肥大を呈してきます．左室が肥大するため，内腔は狭小化してきます．ただ，長期にわたりこのような状況が続けば，左室の機能は低下します．未治療患者の平均生存期間は，狭心症様症状出現後約 5 年，失神発症後約 3 年，

3　心不全を原因で考える　19

心不全発症後約2年といわれています．つまり，<mark>大動脈弁狭窄症に関しては（特に重症），弁自体に何らかの介入を加えないと非常に予後不良</mark>であることがわかると思います．

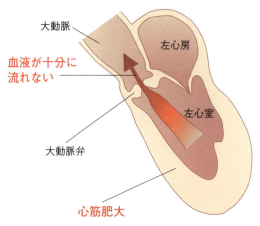

図1-18　大動脈弁狭窄症

●大動脈弁閉鎖不全症（図1-19）

<mark>大動脈弁閉鎖不全症は，左心室が大動脈に送ったはずの血液がまた左心室に戻ってくる状態</mark>です．つまり容量負荷です．左心室は徐々に拡大し，遠心性肥大を呈するようになってきます．ただ，大動脈弁閉鎖不全症の場合，大動脈という高圧系に余分な（逆流してきているため，余分な血液が左心室にあります）血液を送る必要があるため，やはり左室肥大（求心性肥大）も起こすことがあります．

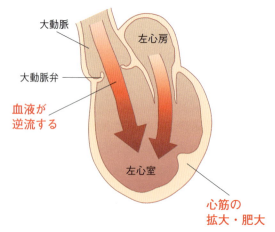

図1-19　大動脈弁閉鎖不全症

これは数式によっても説明できますが，詳しすぎるためここでは省略します．もちろん，大動脈弁狭窄症に比べると程度は軽いです．

### ●僧帽弁狭窄症（図1-20）

僧帽弁狭窄症は，以前はリウマチ熱から発症していました．ご存じのとおり，現在リウマチ熱は日本ではほとんどみることはありませんので，僧帽弁狭窄症は以前に比較して減っているのが現状です．僧帽弁狭窄症とは，左心房から左心室へ至る僧帽弁が狭窄しているため，左心房に余計な負荷がかかった状態です．長期間にわたると，左心房は拡大し，時に巨大左房といわれるほど大きく拡大します．左心房は左心室と比べて，筋肉量が少ないため求心性肥大ではなく，遠心性肥大を呈してきます．左心房が拡大するため，心房細動もきたしてきます（心房細動の多くは，左心房と肺から帰ってくる肺静脈のつなぎ目あたりから発生するといわれています．もちろんそれ以外からも発症します）．

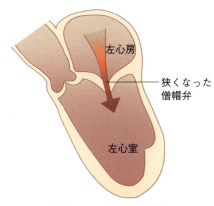

図1-20　僧帽弁狭窄症

### ●僧帽弁閉鎖不全症（図1-21）

僧帽弁閉鎖不全症は，心不全では非常に厄介な疾患の一つです．僧帽弁がきちんと閉じないため，本来なら左心室から大動脈へ行くはずの血液が左心房にも帰ってきてしまいます．例えば，全身へ送りたいはずの血液を100と仮定します．しかし，逆流しているため（例えば，ここでは逆流量を40とします），普通に左心室が収縮するだけでは全身へは60しか送ることができません．そこで，左心室は収縮力を強くすることで，全身に100送ろうとします．

つまり，左心室は140の力を出す必要が出てきます．これでは，左心室は長い間もつことができません．徐々に心機能は低下し，左心室は拡大してきます（筋肉をひき伸ばそうとするためです）．さらに，左心房は逆流してくる血液により，容量負荷のため左心房も拡大します．つまり，重症の僧帽弁閉鎖不全症では左室収縮能は過剰でなければなりません．もし，逆流が重症であるにもかかわらず，収縮能が正常範囲内であれば，すでに収縮能は低下していると判断する必要があります．

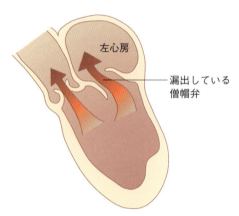

図1-21　僧帽弁閉鎖不全症

● 三尖弁閉鎖不全症（図1-22）

　三尖弁閉鎖不全症は，一次性と二次性に分けることができます．しかし，一次性の三尖弁閉鎖不全症をみることはほとんどありません．これは，何の原因もなく，三尖弁自体に問題があるために逆流が起こってくる病態です．多くは二次性の三尖弁閉鎖不全症です．

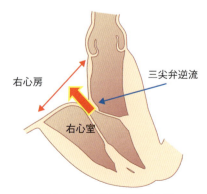

図1-22　三尖弁閉鎖不全症

これは，左心室と右心室は肺という臓器を介してつながっているということを理解する必要があります．左心不全に伴い左心室内の圧は上昇してきます．その圧は，そのまま肺の圧上昇につながります．肺の圧が高いと右心室はその圧に負けてしまい，三尖弁閉鎖不全症へと至ります．

## 拡張型心筋症（図1-23）

今までは，虚血性心疾患に伴う心不全は主に血管の問題であり（血管の病気），弁膜症に伴う心不全は弁自体に問題が生じた結果（弁の病気）であると述べてきました．では，拡張型心筋症とは何でしょうか？　これは，==一言でいうと筋肉自体の問題で心不全に至る病気==です（筋肉の病気）．ここで大事なことは，心不全をひき起こす原因が，他にまったくないときに初めて拡張型心筋症と診断できることです．拡張型心筋症は収縮力が極めて高度に低下しているため，左心室は力を振り絞るため，心筋はひき伸ばされ著明に左心室は拡大します．多くの場合，それに伴い僧帽弁も引っ張られることで僧帽弁閉鎖不全症をきたします（専門用語でテザリングといいます）．==非常に予後不良の疾患であり，最終的には心移植に至るケースもあります==．

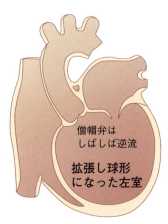

図1-23　拡張型心筋症

## 高血圧性心疾患

最後に高血圧性心疾患です．高血圧に伴い，左心室から全身へ血液を送り出す際に左心室に圧がかかります．つまり，圧負荷です．もうおわかりだと思いますが，長期にわたると左室は肥大し，求心性肥大を呈するようになります．さらに長期間持続すると左室は先ほど述べたとおり，心筋をひき延ばすことにより力を得ようとします．つまり，最終的には遠心性肥大を呈するようになってきます．

\*

以上みてきたように，拡張型心筋症や一部の弁膜症を除いて，心不全の多くは生活習慣の破綻からくるものだと理解できると思います．つまり，多くの心不全はもともと予防が可能なのです．血圧コントロール，血糖コントロール，脂質コントロールが非常に大事になってきます．

# Step ① 心不全のステージ分類を理解する！ ―急性と慢性は一連の流れとして捉える！―

# 4 心不全は，いろいろな見方がある

> **POINT**
> - 心不全の分類には下記のようなものがある
> - 急性心不全と慢性心不全
> - 左心不全と右心不全，そして両心不全
> - 収縮不全と拡張不全
> - 低心拍出と高心拍出
> - フラミンガムの心不全診断基準の多くは，症状および徴候である

それでは，心不全の見方について考えてみたいと思います．==心不全にはいくつかの分類があります．== 表1-10にあるとおり，その状態や病態に応じた見方があることがわかります．

表1-10 心不全の分類

①急性心不全と慢性心不全
②左心不全と右心不全，そして両心不全
③収縮不全と拡張不全
④低心拍出と高心拍出

## 急性心不全と慢性心不全

①の急性心不全と慢性心不全はその名のとおり，急性か慢性かで分類した状態です．

## 左心不全と右心不全

②は左心不全と右心不全です（表1-11）．これは，高速道路の料金所をイメージすれば理解が簡単です．==左心不全とは左心室という料金所が機能しなくなる==のです（図1-24）．つまり，機能していない高速道路の料金所の向こう側には車（血液）がほとんどありません．血液（車）をきちんと送れない

表 1-11 左心不全と右心不全

| 左心不全 | ●低心拍出<br>・全身倦怠感，全身冷感など<br>・低血圧，腎不全，ショック肝など<br>●肺うっ血<br>・呼吸困難（発作性夜間呼吸困難，起坐呼吸，労作時呼吸困難）<br>・肺湿性ラ音，酸素化不良 |
|---|---|
| 右心不全 | ・全身浮腫，体重増加，腹部膨満感，食欲低下など<br>・頸静脈怒張，肝うっ血，胸水，腹水，下腿浮腫など |

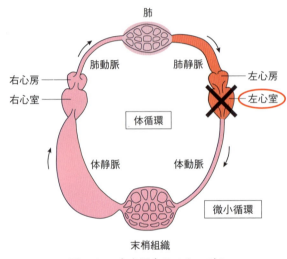

図 1-24 左心不全のメカニズム

ため，全身倦怠感や低血圧など低心拍出の症状が出現します．また料金所の手前側には車（血液）が渋滞してしまいます．つまり，左心室から血液がきちんと送れないため，肺に血液が充満，肺うっ血の症状が出現することになります．

右心不全とは，右心室という料金所が機能しなくなります（図1-25）．つまり，右心室という料金所が機能しなくなるので，右心室の先に血液を送れなくなるため，例えば急性肺塞栓症のような病態，ショック状態に至ることがあります．また，右心室の手前に血液が停滞するため，頸静脈怒張，下腿浮腫，肝うっ血，腸管の浮腫などから食欲不振などが出現します．ただ，両心不全に至ると以上の症状や徴候が混ざり合ったかたちで出現するようになります．

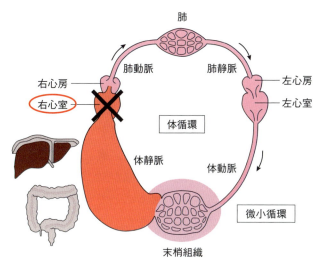

図 1-25　右心不全のメカニズム

● うっ血性心不全の診断基準（フラミンガムの心不全診断基準）

表 1-12 に示したのが，うっ血性心不全の診断基準であるフラミンガムの心不全診断基準になります．大症状 9 つと小症状 7 つから構成されています．約半分は身体所見から判断することができますので，しっかり診断できるように日頃から訓練しておく必要があります．

表 1-12　うっ血性心不全の診断基準（フラミンガムの心不全診断基準）

大症状 2 つか，大症状 1 つおよび小症状 2 つ以上を心不全と判断する

[大症状]
- 発作性夜間呼吸困難または起坐呼吸
- 頸静脈怒張
- 肺ラ音
- 心拡大
- 急性肺水腫
- 拡張早期性ギャロップ（Ⅲ音）
- 静脈圧上昇（16 cmH₂O 以上）
- 循環時間延長（25 秒以上）
- 肝頸静脈逆流

[小症状]
- 下腿浮腫
- 夜間咳嗽
- 労作性呼吸困難
- 肝腫大
- 胸水貯留
- 肺活量減少（最大量の 1/3 以下）
- 頻脈（120/分以上）

[大症状あるいは小症状]
- 5 日間の治療に反応して 4.5 kg 以上の体重減少があった場合，それが抗心不全治療ならば大症状 1 つ，それ以外の治療ならば小症状 1 つとみなす

●発作性夜間呼吸困難

発作性夜間呼吸困難は就寝後，1～2時間後に息苦しくなるため寝られなくなってしまう徴候です（表1-13）．これは，下肢などに貯留した間質液（下腿浮腫にみられるように，血管の外に漏れてしまう）が横になることで，つまり重力の影響が少なくなったことで，血管内に戻ってきてしまうために，循環血液量が増加し，肺水腫をきたすことが一要因になっていると考えられています．つまり，横になってすぐに出る呼吸困難ではありません．血管内に間質液が戻るための時間が必要だからです．これは問診でしっかり聴くことでしかわかりませんので，しっかり聴くようにしましょう．また，これは心不全に限った徴候ではありませんので，他の疾患との鑑別のためには他の所見もしっかり取る必要があります．

表1-13 発作性夜間呼吸困難とは？

| |
|---|
| 心臓喘息としても知られている |
| 患者は夜間に特徴的な激しい息切れがあり，しばしば睡眠から目覚める |
| しかし，心不全以外でも以下の原因で出現する |
| ①慢性気管支炎　　粘液分泌物が多く，入眠後数時間で分泌物が貯留し，呼吸困難が出現 |
| ②気管支喘息　　　気道閉塞の程度に日内変動があり午前2～4時頃に症状が強くなる |

●起坐呼吸とは？

起坐呼吸とは，坐位で呼吸困難が改善する徴候です（図1-26）．

心不全，喘息のほかに大量の腹水・胸水・重症肺炎などでもひき起こされる
さまざまな病態で似たような症状が出現する

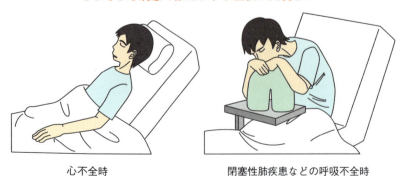

心不全時　　　　　　　閉塞性肺疾患などの呼吸不全時

図1-26　起坐呼吸とは

横になるとすぐに息切れなどの呼吸困難が出現してしまいます．発作性夜間呼吸困難より病状が進んでいると考えられます．坐位で呼吸困難が改善する理由は，坐位になると下肢から右心房への血液量が減少する（これを静脈灌流量の減少と表現します）ために，呼吸困難が軽減するのです．重症心不全患者の中には，左側臥位よりも右側臥位が楽に感じる人がいます．これは左側臥位よりも右側臥位のほうが心臓が上にくるからです．もちろん，起坐呼吸も心不全に限った徴候ではありません．

## 収縮不全と拡張不全（表 1-14）

心不全の分類に話を戻したいと思います．はじめのところでも述べましたが，心臓は収縮だけでなく拡張する臓器です．だいぶ昔ですが，収縮能の保たれた肺水腫は心不全ではないといわれている時代がありました．しかしその頃から，収縮能が保たれているのになぜか肺水腫をきたす患者が多くいることはわかっていました．その後，それが拡張不全に伴うものだと判明したのです．これがいわゆる収縮能の保たれた心不全（HFpEF：heart failure with preserved ejection fraction）です．英語で書いたのは，病棟や ICU でよく"ヘフペフ（HFpEF）"という言葉を聞く機会が多いと思ったからです．これとは逆に，収縮能の低下した心不全のことを HFrEF（heart failure with reduced ejection fraction）といいます．病棟では"ヘフレフ"といっているはずです．収縮能の保たれた心不全は，拡張能が落ちていることが病態の本体です．拡張能の評価が大事であり，日常臨床では心臓超音波検査（心エコー）で診断します．なお，拡張能を診察所見で鑑別することはできません．

表 1-14 収縮不全と拡張不全

① 収縮不全
　左室駆出率（EF）の低下という単一の指標でほぼ診断可能
② 拡張不全
　左室の収縮能が落ちていないことのみでは診断できない
　心臓超音波検査などで拡張能の評価をする必要がある
　診察所見のみでは拡張能の評価はできない

## 低心拍出性心不全と高心拍出性心不全

　もう一つ，低心拍出性心不全と高心拍出性心不全です（**表1-15**）．これまで述べてきたように低心拍出性心不全は理解しやすいと思います．心拍出が低下するために起こる心不全なので，低心拍出性心不全です．しかし，なぜ高心拍出なのに心不全になるのでしょうか？　これは，末梢組織が非常に多くの血液を必要としているときに，つまり需要が多くなってしまうために起こる心不全です．需要と供給のバランスが需要に大きく傾いているのです．重度の貧血，甲状腺機能亢進症，脚気心（ビタミン$B_1$欠乏症），動静脈瘻などです．高心拍出性心不全をそのまま治療せずに放置しておくと，心機能は徐々に低下し，低心拍出性心不全へと至ります．

表 1-15　低心拍出性心不全と高心拍出性心不全

①低心拍出性心不全
　末梢の需要に心拍出量が追いついていない状態
②高心拍出性心不全
　末梢の需要が異常に亢進しているため，心拍出が追いついていない
　　貧血，甲状腺機能亢進症，脚気心（ビタミン$B_1$欠乏症），動静脈瘻など

### 文　献

1) 循環器病の診断と治療に関するガイドライン（2010年度合同研究班報告）：急性心不全治療ガイドライン（2011年改訂版）．Guidelines for Treatment of Acute Heart Failure（JCS 2011）
2) 循環器病の診断と治療に関するガイドライン（2009年度合同研究班報告）：慢性心不全治療ガイドライン（2010年改訂版）．Guidelines for Treatment of Chronic Heart Failure（JCS 2010）

# Step 2

## バイタルサインはこうみる！
―うっ血所見の取り方のコツ―

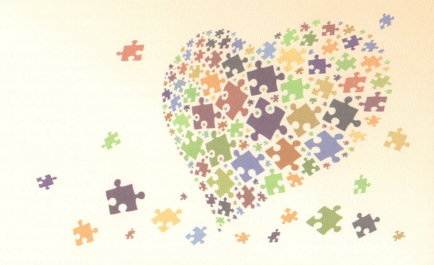

Step ❷ バイタルサインはこうみる！ ―うっ血所見の取り方のコツ―

# 1 血圧と心拍数をしっかりと評価しよう！

> **POINT**
> - 脈圧（収縮期血圧―拡張期血圧）は1回心拍出を反映
> - 入院時収縮期血圧は強力な予後規定因子
> - 収縮期血圧が保てない＝心臓の拍出不十分，血管も血圧を維持できない状態

　バイタルサインとは，生命徴候を意味して，意識レベル，血圧，脈拍数，心拍数，呼吸回数，体温を指します．心不全は，疾患名ではありませんが，さまざまな原因で起こってくる疾患群で，その予後は極めて不良です．したがって，生命徴候である指標をしっかりと評価することが大切なのです．さて，図2-1を見てください．AとBの急性心不全の患者がいます．入院時から第3病日までの血圧変化が示されています．さて，これだけの情報でどちらの患者が重症であると思いますか？　すぐに正解にたどりつける人はそう多くはないのではないでしょうか？　このように血圧一つとっても，奥深く，でも，知っておくと明日から役に立つことがたくさんあります．バイタルサインを含めた循環障害の評価の仕方をみていきましょう．

　図2-1において，「患者AとBはどちらが重症ですか？」とい

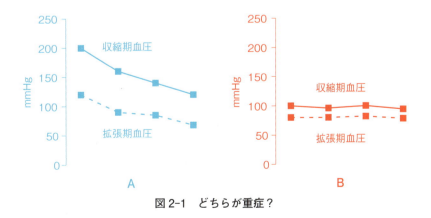

図2-1　どちらが重症？

う質問は，「この血圧からどんなことがわかりますか？」という質問に置き換えることができます．

==まず，収縮期血圧に目を向けていきましょう．==Aの患者は，入院時収縮期血圧が高く，徐々に低下していくのに対して，Bの患者は，入院時から低めであまり変化がありません．このようなポイントをまず見極められるかどうかが第一歩です．そのうえで，血圧に関する知識を整理して，どのようにこの状態を評価できるかみていきましょう．収縮期血圧は，1回心拍出量と動脈の弾性によって規定されます．一方，拡張期血圧は血管抵抗によって主に規定されます．もっとわかりやすくいえば，「==収縮期血圧＝心＋血管==」，「==拡張期血圧＝血管==」という式が成り立ちます．これから，脈圧を考えてみると，脈圧は，「==収縮期血圧－拡張期血圧==」ですが，これを式で置き換えてみると「==（心＋血管）－（血管）==」で，心のみが残ります．このことから，脈圧は心拍出を反映する一つの指標になるのでは？ということが推測されます．実は，古くからこのことは検証されていて，特に脈圧を収縮期血圧で割り算した相対的脈圧（proportional pulse pressure：PPP）が25％以下である場合は，心係数（心拍出量を体表面積で割った値）が 2.2 L/分/m$^2$ 以下である可能性が高いといわれています．このように血圧をみる際に，脈圧がいくつで，どのように変化しているかをみることが重要であることを理解してください．次に，**図2-2**を見てください．

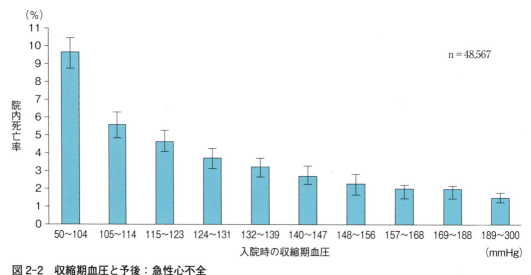

**図2-2　収縮期血圧と予後：急性心不全**
〔Gheorghiade M, et al：Systolic blood pressure at admission, clinical characteristics, and outcomes in patients hospitalized with acute heart failure. JAMA 296(18)：2217-2226, 2006 を参照して作成〕

==入院時の収縮期血圧が低ければ低いほど，院内死亡率が高い==ことが示されています．収縮期血圧が保てないということは，収縮期血圧が「心＋血管」で規定されることからも，心臓は拍出も十分できないし，血管も血圧を維持することができない状態ということを意味します．これらのことから，==入院時収縮期血圧は強力な予後規定因子==ということがわかります．日本で行われた急性心不全疫学研究であるATTENDレジストリーでも，入院時の収縮期血圧が100 mmHg未満の患者の院内死亡率は20％と極めて高いのに対して，140 mmHg以上の場合は6％程度でした．ここまでを理解すると図2-1にある患者AとBの重症なのはどちらであるか，すぐにわかると思います．入院時収縮期血圧が低く，脈圧も低く改善していない患者Bのほうが予後不良です．このような症例は，すぐに低心拍出症候群に陥る可能性があるので要注意です．

　==次に重要なバイタルサインは，心拍数==です．==心不全が悪化すると心拍出を維持するために，心拍数が増加します．==心拍出量は，1回心拍出量×心拍数で計算されます．したがって，1回心拍出量の低下を補う意味で，心拍数を上昇させる必要があります．このことから，単に頻脈だからといって，β遮断薬で安易に心拍数を低下させるようなことをすると病態をさらに悪化させてしまうことになることが，容易に理解できると思います．入院時心拍数は，ATTENDレジストリーの解析結果では，低いと予後不良とされています．つまり，必要に応じて心拍数を上昇させることができない状態だと予後が不良であるということを反映していると考えられます．

Step❷ バイタルサインはこうみる！ ―うっ血所見の取り方のコツ―

# 2 うっ血の評価

> **POINT**
> - まず臨床的うっ血の把握が大切
> - うっ血には臨床的うっ血（目に見える）と血行動態的うっ血（目に見えない）がある
> - うっ血所見の評価は右心不全と左心不全に分けて考える
> - 右心不全の所見では少なくとも外頸静脈の怒張は見落とさない

　心不全において多くの患者で，当然のことですが，うっ血が問題となります．うっ血は，図2-3に示すように氷山に例えて，海面上にある，見て捉えやすい"臨床的うっ血"と，原因はさまざまですが左室拡張終期圧の上昇を発端とした一連の変化で臨床的うっ血をひき起こす"血行動態的うっ血"に分けて考えることができます．
　したがって，入院してくる患者には，まず臨床的うっ血所見をしっかりとその重症度も含めて把握することが重要です．実際にどのよ

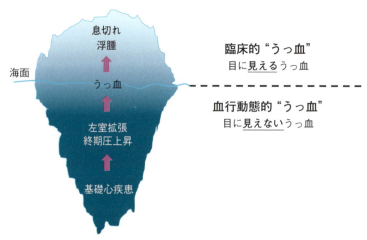

図2-3　2種類のうっ血
〔Gheorghiade M, et al：Assessing and grading congestion in acute heart failure：a scientific statement from the acute heart failure committee of the heart failure association of the European Society of Cardiology and endorsed by the European Society of Intensive Care Medicine. Eur J Heart Fail12(5)：423-433, 2010 を参照して作成〕

うなうっ血所見を評価するかについては，右心不全と左心不全症状に分けて考えると理解しやすいと思います（図2-4）．

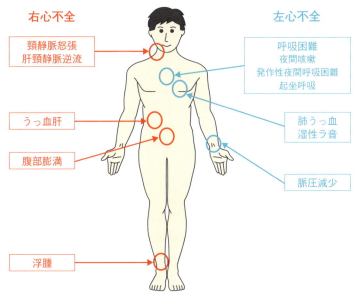

図2-4　心不全の症状と所見

## 右心不全によるうっ血

　右心不全は，右心系に負荷がかかって肺に十分に血液を送り込めない状態です．したがって，肺の手前，右心あるいはもっと手前の頸静脈や下静脈や肝臓，さらには腸管や下腿の血管あるいはその周囲に負荷がかかります．これにより，頸静脈怒張，うっ血肝，腹部膨満感，浮腫を呈します．頸静脈は，通常，内頸静脈の拍動レベルを評価しますが，それなりの熟練が必要なので，少なくとも外頸静脈の怒張は見落とさないように心がけてください．

　浮腫は，下腿の前脛骨部分でみることが多いですが，患者がよくとっている体位によっては，足首の背側，足背，さらに仙骨部に浮腫を認めることがあるので，これらすべての箇所で必ず浮腫の有無とその重症度を評価してください．また，半坐位で右の季肋部（肝臓部分）をゆっくり圧迫することで頸静脈怒張が強くなる場合，肝頸静脈逆流陽性と判断しますが，これも右心系に負荷がかかっている一つの所見になります（図2-5）．

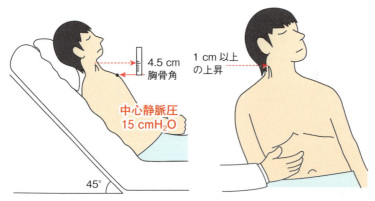

図2-5　肝頸静脈逆流（Hepato-jugular reflux）

## 左心不全によるうっ血

　一方，左心不全は，左心の機能が問題で，肺から流れ込んでくる血液に対応できず，うっ血をきたします．したがって，左心の手前にある肺にうっ血が起こり，肺水腫を呈することになります．これが原因で，患者は呼吸困難を呈し，聴診所見では湿性ラ音（荒いクラックル：coarse crackle ともいいます）を聴取します．呼吸困難には段階があり，まず左心不全症状による軽度の呼吸困難は労作時のみで安静時には認めません．それが進行してくると発作性夜間呼吸困難が起きます．これは，臥位をとると重力の関係で心臓に末梢から血液が戻りやすくなり，そのときに，心機能が問題なければ何事も起きないのですが，左心機能が落ちていると肺にうっ血をきたし，臥床してから数時間経つと，息苦しくなり，起き上がると重力の関係で心臓に戻ってくる血液量が減少するので楽になるという状態で，比較的心不全に特徴的といわれています．この状態を放置しておくと，いよいよ患者は横になることができなくなり，起坐呼吸という状態に陥ります．こうなると，救急対応しないと命にかかわることになります．心不全のもう一つ重要な病態として低心拍出があります．左心の収縮機能障害が重度になると低心拍出の状態になり，前述した脈圧が減少することになります．つまり，脈圧減少も左心不全の重要な所見の一つなのです．

　このように，右心不全や左心不全に関連する症状や身体所見，すなわち，臨床的うっ血を評価することが極めて重要です．なぜならば，これらのうっ血所見を呈すれば呈するほど予後不良であり，退

院時に臨床的うっ血が残っているほど予後不良であることもわかっているからです．

以上解説してきた所見は，それぞれ感受性や特異度が異なります（図2-6）．これらの有用性を認識したうえで，一つの所見だけでなく，総合的に評価することが重要です．

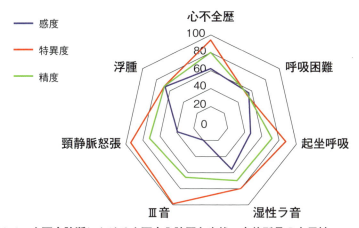

図2-6 心不全診断における心不全入院歴と症状・身体所見の有用性
〔Maisel A, et al：Japanese-Western Consensus Meeting on Biomarkers. Int Heart J 52(5)：256, 2011 を参照して作成〕

## うっ血の胸部X線による評価

以上の症状や身体所見に加えて，肺水腫を評価するのに重要な検査が，胸部X線です．表2-1に示すように，肺水腫は，まず，肺の血管の圧が高くなることで腫れてきて，それが持続すると肺胞周囲の間質からむくんできます．さらに，進行すると肺胞内に滲出液が貯留し肺胞性肺水腫の状態に陥ります．こうなると患者は，起坐呼吸を呈し，一刻も早い治療を施さないと死に至ります．図2-7は，これらの状態を示した実際の胸部X線の画像です．それぞれの所

表2-1 肺うっ血の胸部X線所見

| | 肺動脈楔入圧 |
|---|---|
| 1. 肺間質浮腫 | |
| 　初期変化：上肺野への血流再分布 | 18〜20 |
| 　中等度：肺血管のボケ | 20〜25 |
| 　高度：ブドウ房状, peripheral rossette Kerley B line | 25〜30 |
| 2. 肺胞性肺水腫 | |
| 　Butterfly (bat) 様陰影, 胸水貯留 | 30 以上 |
| ＊X線上，肺うっ血所見を有する場合，肺動脈楔入圧は平均23.7 mmHg 一方，示さない場合は13.4 mmHg | |

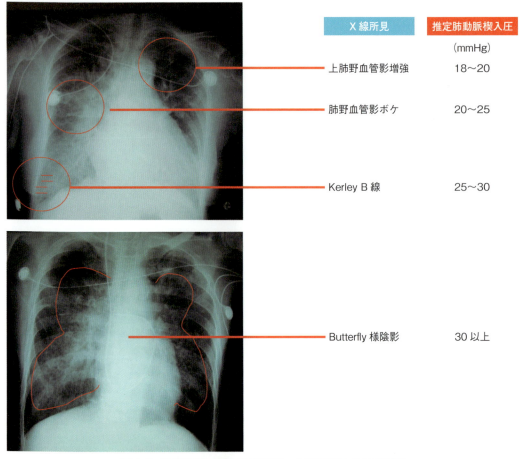

| X線所見 | 推定肺動脈楔入圧 (mmHg) |
|---|---|
| 上肺野血管影増強 | 18〜20 |
| 肺野血管影ボケ | 20〜25 |
| Kerley B 線 | 25〜30 |
| Butterfly 様陰影 | 30 以上 |

図 2-7 肺胞性肺水腫の状態に陥った状況を示す X 線写真

見より，ある程度肺動脈楔入圧を推測することができます．

## うっ血の血行動態による評価

### ●ナトリウム利尿ペプチド

　次に，血行動態的うっ血の評価方法について解説します．まず，==最も心不全で有用な指標は，ナトリウム利尿ペプチドです．実際の臨床でよく利用されているのが，脳性ナトリウム利尿ペプチド（BNP）と，NT-proBNP です．==心房性ナトリウム利尿ペプチド（ANP）も測定することは可能ですが，分泌機序が異なるため，迅速に負荷の程度を評価するためには，BNP あるいは NT-proBNP のほうが優れています．急性心不全の診断には，BNP は 100 pg/mL，NT-proBNP は 300〜400 pg/mL が推奨されています．

## ●バルサルバ法によるうっ血の評価

次に，伝統的な血行動態的うっ血の評価方法としてバルサルバ法が挙げられます．図 2-8 を見てください．

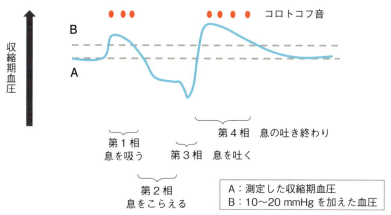

図 2-8　バルサルバ法によるうっ血評価：正常の場合

横の実線は，収縮期血圧を示しています．まず血圧を測定します．収縮期血圧を測定し（図の点線 A），その値に 10〜20 mmHg を加えたところ（図の点線 B）で水銀柱を止めておいて，患者に息をこらえてもらいます．そうすると正常の場合は，コロトコフ音が少し聴こえて，息ごらえをしている間は聴こえず，息を吐くときに再びコロトコフ音を聴取します．これは，息をこらえている間は，静脈灌流が減少するために心拍出量が減少するからです．これに対して，肺うっ血が残っている状態を図 2-9 に示します．

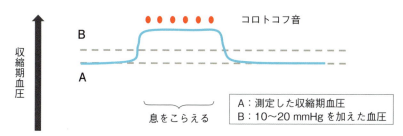

図 2-9　バルサルバ法によるうっ血評価：うっ血の場合

測定の仕方は同じですが，息をこらえている間に，コロトコフ音を聴取します．これは，うっ血があるために，逆に過剰にかかっていた前負荷が，静脈灌流が減少することで適度に解除されて心拍出量増加をきたし血圧が上昇するためです．これらが簡便な血行動態

うっ血を評価する方法です．

### ●スワン・ガンツカテーテルによるうっ血の評価

これ以外に，非侵襲的あるいは低侵襲的に心拍出量を測定することができるデバイスがいくつかあります．しかし，これらを用いても病態把握がどうも納得いかない場合は，血管抵抗や組織灌流の程度が評価可能なスワン・ガンツカテーテルを挿入すべきです．ガイドラインでは，ルーチンでスワン・ガンツカテーテルを挿入することは，禁忌とされていますが，このように病態把握が他の方法で評価が困難な場合は入れることを許容しています．実際，ATTENDレジストリーの解析結果によれば，このような場合にスワン・ガンツカテーテルによる病態把握とそれに基づく治療方針決定は予後を改善することが示唆されました．

スワン・ガンツカテーテルによる情報は，一般的には図2-10に示すように，Forrester（フォレスター）分類としてまとめられます．

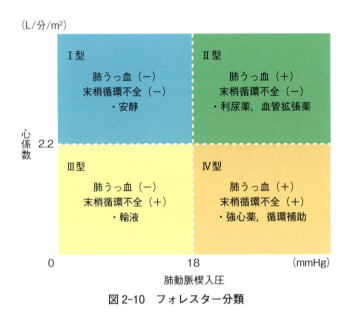

図2-10　フォレスター分類

スワン・ガンツカテーテルによって得られる情報は，これだけでなく，血管抵抗や末梢循環の指標である$SvO_2$を得ることができるため病態把握には極めて有用です．このような評価を行っている間に，並行して身体所見を中心とした病態把握法であるNohria-Stevenson（ノリア・スティーブンソン）分類を用いての評価を行っ

てください．そうしておくと，スワン・ガンツカテーテル抜去後もある程度，病態の変化を把握することができます．図2-11のように，縦軸に灌流状態，横軸にうっ血の状態で，フォレスター分類と同様4つのサブセットに分けて病態を把握できます．

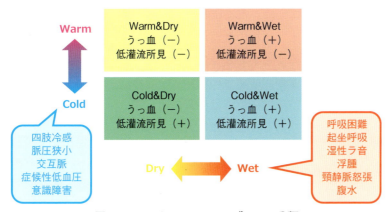

図2-11 ノリア・スティーブンソン分類

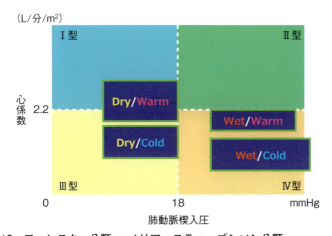

図2-12 フォレスター分類 vs ノリア・スティーブンソン分類
〔Shah MR, et al：Hemodynamic profiles of advanced heart failure：association with clinical characteristics and long-term outcomes. J Card Fail 7(2)：105-113, 2001を参照して作成〕

興味深いのは，この2つの分類を対比してみると，図2-12に示すように一対一で対応しません．ノリア・スティーブンソン分類のほうが，数値によって規定されずに個々の症例に応じた評価が可能で，より患者に合った治療方針を決定できるという長所があります．もちろん，主観も入る病態把握法なので，それなりに評価に熟練が必要という短所はあります．

●四肢冷感によるうっ血の評価

このノリア・スティーブンソン分類に含まれている四肢冷感ですが，これはショックのときに代表されるように末梢の低灌流を示す一つの指標です．これ以外の末梢低灌流所見をまとめたものを表2-2に示します．これらの所見が揃うと心拍出量が低く低心拍出である判断ができます．図2-13に示すように，古くに行われた研究で拇指温と心係数は相関することからも，末梢の低灌流の評価に四肢冷感は極めて重要な所見の一つであることがわかります．

この重要な四肢冷感の評価の仕方ですが，必ず手の背側，すなわち，手背部で評価することが重要です．手掌の感覚は手背に比して不安定だからです．さらに，低心機能であることを知る方法として

表2-2 末梢低灌流所見

四肢冷感
冷汗
チアノーゼ
意識障害
乏尿

上記を認める場合は，心係数 2.0 L/min/m² 以下
（適中率 73.9%）

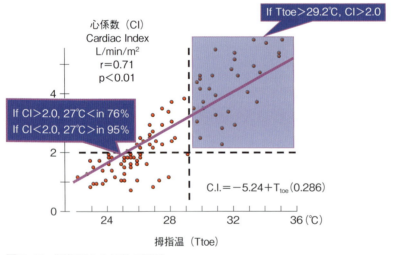

図2-13 拇指温と心拍数の関係
〔Joly HR, et al：Temperature of the great toe as an indication of the severity of shock. Circulation 39：131-138, 1969 より引用〕

交互脈があります．図2-14に示すように交互に血圧が上下に変動しています．このような圧波形を心不全患者でみたときは，心機能低下を考えます．しかし，時に，重度の大動脈弁閉鎖不全，血液量減少状態，高血圧でもみることがあることは知っておいてください．

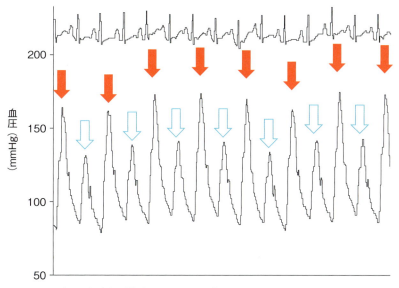

図2-14　交互脈（低心機能の所見の一つ）
〔McLaughlin DP：Pulsus Alternans. N Engl J Med 341（13）：955, 1999 を参照して作成〕

\*

　バイタルサインのうち，血圧，心拍数は極めて重要な指標で，病態の変化をみるために常にその変化に目を向けておくことが重要です．心不全患者におけるうっ血評価は大切で，一つひとつのうっ血所見をしっかりその重症度を含めて評価をし，退院時にできるだけ臨床的うっ血を改善しておくことが予後をよくすることにつながります．バイタルサイン，うっ血，低心拍出をしっかりと把握することが心不全の予後改善には必須の条件であることをぜひ，しっかりと頭に入れておいてください．

# Step 3

## 心不全治療の基本を知る
―薬物療法，非薬物療法の適応はこれでわかった！―

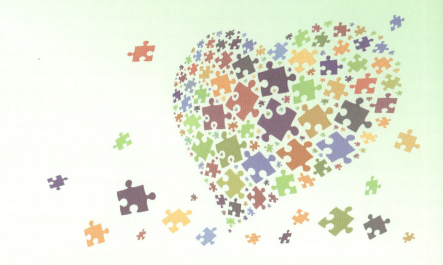

# Step 3 心不全治療の基本を知る —薬物療法，非薬物療法の適応はこれでわかった！—

# 1 まず症例で考えてみよう！

## 検査と診断

ここで症例を1例提示したいと思います（表3-1，図3-1）．

【年齢・性別】
67歳，男性．

【既往歴】
高血圧，脂質異常症，耐糖能異常を指摘されており，降圧薬およ

### 表3-1 症例1：67歳，男性

【主訴】呼吸苦
【現病歴】来院する前日まで心不全症状はまったく認めていなかった．来院当日，プールで泳いだ．その後から，労作に伴う息切れが出現．自宅で安静にしていたが，徐々に呼吸困難が増悪してきたため，救急搬送となった．
【既往歴】高血圧，脂質異常症，耐糖能異常
【嗜好歴】喫煙歴：10年前に禁煙，60本/日×40年
　　　　　飲酒歴：機会飲酒
【家族歴】特記事項なし
【アレルギー歴】なし
【内服薬】降圧薬，スタチン系薬剤
【来院時身体所見】
血圧 178/126 mmHg，左右差なし，心拍数 100/分・整，$SpO_2$ 88％（room air），呼吸数 27/分，体温 36.5℃
起坐呼吸（＋），頸静脈怒張（＋），腹部頸静脈反射（＋），
胸骨左縁第3肋間収縮期雑音 LevineⅢ/Ⅵ聴取，Ⅲ音聴取せず，両肺野にラ音聴取，下腿浮腫軽度（＋），冷感（＋）

【検査所見】

| 血算 | | 生化学 | | | | 血清学 | |
|---|---|---|---|---|---|---|---|
| WBC | 9000 /mm³ | TP | 7.0 g/dL | Na | 144 mEq/L | CRP | <0.25 mg/dL |
| RBC | 395×10⁴/mm³ | Alb | 3.8 g/dL | K | 4.1 mEq/L | 甲状腺機能 | |
| Hb | 12.8 g/dL | T-Bil | 1.0 mg/dL | Cl | 108 mEq/L | | |
| Hct | 38.4 % | GOT | 33 IU/L | CPK | 114 IU/L | FT₄ | 0.84 ng/dL |
| Plt | 14.5×10⁴/mm³ | GPT | 38 IU/L | T-chol | 165 mg/dL | TSH | 1.45 μIU/mL |
| | | ALP | 230 IU/L | LDL | 93 mg/dL | | |
| | | LDH | 220 IU/L | HDL | 35 mg/dL | | |
| | | γGTP | 25 IU/L | TG | 192 mg/dL | | |
| | | BUN | 12.8 mg/dL | NT-proBNP | 3656 pg/mL | | |
| | | Cr | 0.7 mg/dL | | | | |

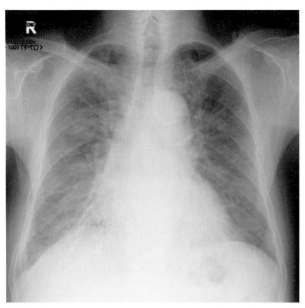

図 3-1　症例 1 の胸部 X 線写真

びスタチン系薬剤を内服していました．

【現病歴】
　入院前日までは何の症状もなく平常どおり過ごしていたようですが，当日プールへ．泳いでいると，途中から徐々に息苦しさが出現．我慢できなくなったため救急搬送されました．

【来院時身体所見】
　血圧 178/126 mmHg，左右差なし，心拍数 100/分，リズムは整，$SpO_2$ は 88％（room air），頻呼吸を呈していました．起坐呼吸を認め，頸静脈怒張もありました．腹部頸静脈反射は陽性で，胸骨左縁第 3 肋間に収縮期雑音を聴取しました．また，下腿浮腫は軽度でしたが認めており，さらに冷感も認めていました．

　この患者は結局，急性心不全で入院となりましたが，病歴および身体所見に出てくる意味がもうおわかりですか？

【検査所見】
　腎機能は正常ですが，肝機能に軽度ですが異常所見を認めています．また，脂質異常症も認めていました．甲状腺機能の異常は認めませんでしたが，心不全診断に大きな役割をもっている NT-proBNP の上昇（正常値 125 pg/mL 以下）も認めています．また，X 線写真では著明な両側性肺水腫を認めていました．

以上の所見から，急性心不全の診断をしてみましょう．そうです．フランミンガム診断基準の登場です．大症状は起坐呼吸，頸静脈怒張，肺ラ音，急性肺水腫，肝頸静脈反射の5項目が陽性だったことになり，急性心不全の診断となったわけです．それに加えてNT-proBNPの上昇もあることから，その診断の確からしさがぐんとアップします．

【心臓超音波検査（心エコー）】
　壁運動の低下は認めず，左心室の収縮能は約60%と保たれていましたが，拡張能の低下を認めました．下大静脈の拡張，呼吸性変動の低下も認めています（図3-2）．

　以上の所見から，どのようなことが読み取れるでしょうか．実は，これだけでも非常に多くの情報が得られます．

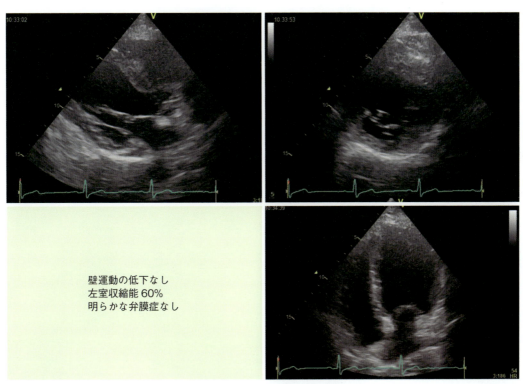

図3-2　症例1の心臓超音波検査

【胸部X線写真】
　ここで，一つX線の読影をしてみましょう（図3-3）．X線の読影が本書の目的ではないので，ごく簡単に心不全のときに必要な情

報を説明します．まず，心拡大があるかどうかです．通常，心胸郭比は50％を超えません．さらに両側性の肺水腫を認めるかどうか，胸水の貯留があるかどうかです．他にもありますが，これだけみることができれば十分です．心胸郭比は計算すればいいので問題ないと思います．肺水腫も肺野が白くなっているかどうかをみます．特徴は肺門部を中心に白くなります．肺の末梢側は比較的保たれていることが多いです．胸水貯留の見方にはコツがあります．まず，CP angle といって（英語では costophrenic angle と書き，肋骨横隔膜角と訳します），ここが鈍化しているかどうかです．通常は，

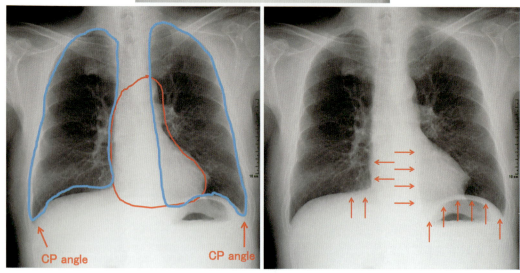

図3-3 胸部X線の見方の基本
そもそもX線の見方とは？

青い線で描いたように非常にシャープです．これが鈍化していれば，何か液体が貯留している可能性が高いです．また，赤印で示した部分がしっかり追えるかどうかも重要です．追えなければ何かそこに存在することを示唆し，シルエットサイン陽性とよびます．

では，**図 3-4** の X 線写真はどうでしょうか？ 心拡大を認め，両側性の肺水腫を認めます．また，CP angle も鈍化しており，シルエットサインも陽性です．両側性に胸水の貯留があるのでしょう．

本題に戻ると，本症例の X 線写真は，心拡大はそれほどなく，また，CP angle もシャープであり保たれています．シルエットサインも陰性です．胸水はほとんどないことが予想されます．ただ，両側性の肺水腫は著明に認めています．

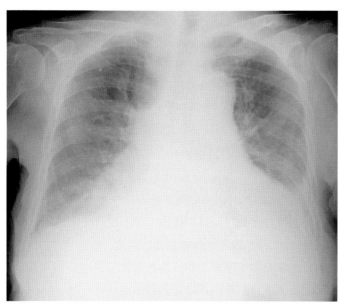

図 3-4 胸部 X 線写真（例題）

【予 後】

では，この患者の予後はどうでしょうか？ 心臓の収縮能も保たれているし（ちゃんと動いているし…），腎臓も悪くないし，治療にもよく反応しているし…．予後は良好である．実はそう単純ではないのです．ここに挙げた症例 1 と例題の予後はどちらがいいでしょうか（**表 3-2**）？ 直感的に考えて，素直に考えれば症例 1 の予後がよいですよね．しかし，次の**図 3-5** を見てください．いずれも収縮能の保たれた心不全と，収縮能の落ちた心不全の予後を比

表 3-2　心不全患者 2 症例の心臓超音波検査

|  | 症例 1 | 症例 2（例題） |
| --- | --- | --- |
| 壁運動の低下 | なし | 全周性 |
| 左室収縮能低下 | なし | あり |
| 心拡大 | なし | あり |

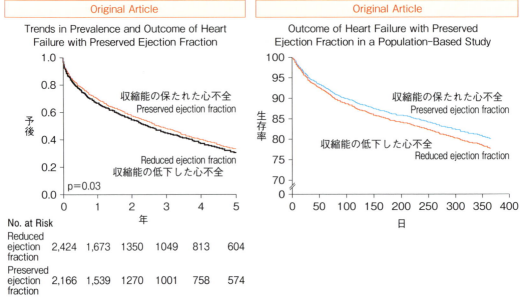

図 3-5　心不全の奥が深いところ
〔Owan TE, et al：Trends in prevalence and outcome of heart failure with preserved ejection fraction. N Engl J Med 355(3)：251-259, 2006 より引用〕

較した図になります．つまり，ヘフペフとヘフレフの比較です．左の報告では，いずれの予後も変わらないと報告されました．ただ，右の報告からは収縮能の保たれた心不全の予後がよかったと報告しています．しかし，図からもわかるように，その差は非常に小さいことがわかると思います．そうです．左心室の収縮性だけでは，その患者の予後は判断できないのです（差があってもわずかな差です）．ところが，1 年目の生存率は 65〜80％程度であり，非常に予後不良の疾患であることに気づいたでしょうか．

　ところが，次の**図 3-6** にあるように病院に到着し，1 回目に測定した血圧がその後の予後を予測する強力な因子であることが判明しました．つまり，急性心不全で来院し，1 回目に測定した血圧が高ければ高いほど，予後はよいのです．本症例は収縮期血圧が 178 mmHg であり，図からすると院内死亡率は 2％以下であり，極めて低いことがわかります．

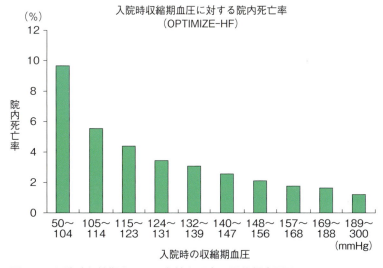

**図 3-6 入院時収縮期血圧は,急性心不全の予後規定因子**
〔Gheorghiade M, et al：Systolic blood pressure at admission, clinical characteristics, and outcomes in patients hospitalized with acute heart failure. JAMA 296(18)：2217-2226, 2006 より引用〕

## 治療

では,治療はどのようにしたらよいでしょうか? 超急性期治療に役立つのが,クリニカルシナリオ (CS) という分類です (図 3-7 〜9). これは,2008 年に Alexandre Mebazaa および Gheorghiade らにより提唱されました. 先ほどの来院時の1回目に測定した収縮期血圧により病態の把握および治療につなげるというものです. 収縮期血圧のみでその患者の病態を完全に把握することは,当然ですが無理です. ただ,一刻を争う心不全治療においては非常に役に立つ分類です. 図を見てわかるとおり,CS4 は急性冠症候群,CS5 は右心不全で病態が特殊ですので,CS1〜CS3 を考えてみます. CS1 は収縮期血圧が 140 mmHg 以上の群で,急性発症というかたちをとり,びまん性肺水腫が主病態です. CS2 は収縮期血圧が 100〜140 mmHg の群で,全身性浮腫が主病態であり,肺水腫は CS1 に比べて軽度だとされています. CS3 は収縮期血圧が 100 mmHg 以下の低灌流が主病態です. 治療についても,CS 分類で使い分けることができます. それぞれ,硝酸薬および非侵襲的陽圧換気 (NIPPV, NPPV),必要に応じて利尿薬を使うことが推奨されています.

本症例でも収縮期血圧から CS1 と判断し,血管拡張薬である硝

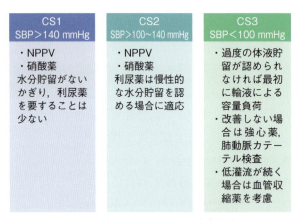

図3-7 超急性期の治療をガイドするツール　クリニカルシナリオ（CS）
〔Mebazaa A, et al：Practical recommendations for prehospital and early in-hospital management of patients presenting with acute heart failure syndromes. See comment in PubMed Commons belowCrit Care Med 36：S129-139, 2008 より引用〕

図3-8 クリニカルシナリオにおける治療戦略
〔Mebazaa A, et al：Practical recommendations for prehospital and early in-hospital management of patients presenting with acute heart failure syndromes. See comment in PubMed Commons belowCrit Care Med 36：S129-139, 2008 より引用〕

酸薬スプレーとNIPPVを使用し，急性期治療を行いました．その後は，各種内服薬の調整を行い退院となり，ひき続き外来での内服調整となりました．

では，急性期治療を行った後，治療をどのように組み立てたらいいのでしょうか？　それが，Nohria-Stevenson（ノリア・スティーブンソン）分類です（図3-10）．前にも出てきましたが，身体所見で病態把握・治療選択の参考にするものでした．ちなみにForrester（フォレスター）分類という血行動態で病態を把握する分類もありますが（図3-11），これはスワン・ガンツカテーテルを

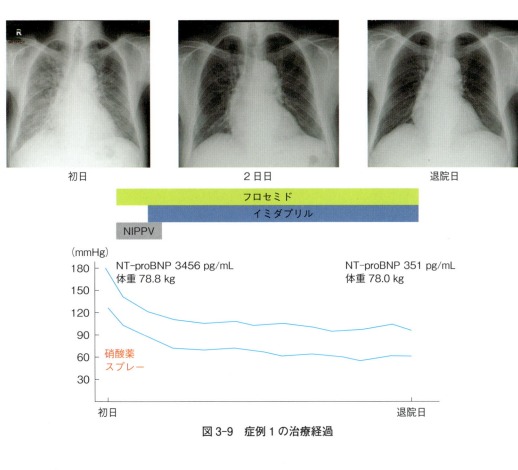

図3-9 症例1の治療経過

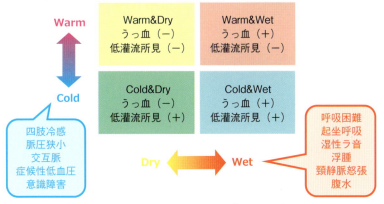

図3-10 ノリア・スティーブンソン分類

挿入しなければならず，侵襲的処置が必要であること，もともと急性心筋梗塞後の治療方針の決定のためにつくられた分類であることから，慢性心不全の急性増悪など，心不全の治療選択には不向きな場面もあることを覚えておいてください．

1 まず症例で考えてみよう！

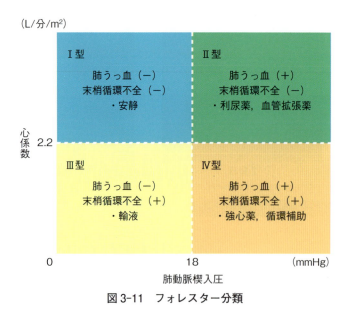

図3-11 フォレスター分類

　超急性期治療から急性期,慢性期への治療に至る過程を簡単にまとめると,超急性期治療をクリニカルシナリオで,その後の治療選択をノリア・スティーブンソン分類で組み立てることが非常に重要であり,隙のない治療を行うことが大切です.

Step ❸ 心不全治療の基本を知る ―薬物療法,非薬物療法の適応はこれでわかった！―

# 2 呼吸管理の基本

> **POINT**
> - 呼吸管理には「低酸素血症の是正」「高二酸化炭素血症の是正」「呼吸仕事量の軽減」の3つの目的がある
> - 呼吸苦の軽減，低酸素血症の是正のためには$F_IO_2$およびPEEPが重要
> - 症例によっては換気補助のためのpressure supportが必要

　では，クリニカルシナリオにも出てきた，非侵襲的陽圧換気(NIPPV，NPPV)とは何でしょうか（図3-12）？　現在はさまざまな機種がありますが，写真には代表的なものを挙げました．

　そもそも呼吸管理とはいったい何でしょうか？　大きく3つにその意義は分かれます（表3-4）．当然ですが，低酸素血症の是正です．これが呼吸管理の一番大事な役割です．その次に，高二酸化炭素血症の是正です．臨床の場面では，$CO_2$ナルコーシスの患者に使用

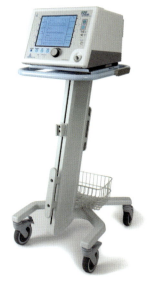
BiPAP vision
(フィリップス・レスピロニクス)

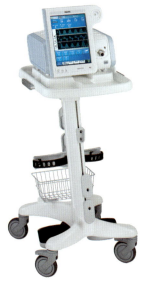
V60 ベンチレータ
(フィリップス・レスピロニクス)

図3-12　非侵襲的陽圧換気

している場面を想像すると理解しやすいかと思います．もう1つ，大事な役割があります．あまり知っている医療者がいない項目です．呼吸仕事量の軽減です．頻呼吸が長い間続くと，呼吸筋の疲労をきたしてしまいます．その呼吸筋の疲労回復のための補助目的での使用になります．

　では，それぞれみていきたいと思います．人工呼吸器による低酸素血症の改善には，大きく分けて2つあります．1つは，$F_IO_2$を上げることで低酸素血症の是正を行います．もう1つは呼気終末陽圧（PEEP）を上げることです．PEEPを上げることで，呼気終末に陽圧をかけ，肺胞が虚脱するのを防いでくれます．肺胞の虚脱を防ぐことで酸素化能の改善をはかります．また，PEEPをかけることで，胸腔内は陽圧になります．つまり，胸腔の圧が高くなることで，末梢からの血液が帰りにくくなります．前にも述べましたが，心臓に血液が帰りにくくなる，つまり前負荷の減少につながり，それが酸素化の改善につながります．この機序は後で詳しく述べます．

　急性心不全患者では，ほとんどの患者は頻呼吸の状態で来院します．頻呼吸であるため，多くの患者では換気が問題になることはありません．つまり，酸素化の改善が呼吸管理の第一の目的になります．ただ，慢性閉塞性肺疾患を合併している患者，肥満など換気が不足している患者には換気補助が必要になることもあります．その際には，pressure support（PS）を付加し，換気の補助を行います．

# Step 3 心不全治療の基本を知る —薬物療法,非薬物療法の適応はこれでわかった！—

# 3 薬物療法の基本

> **POINT**
> - 薬物療法は「利尿薬」「血管拡張薬」「強心薬」に分類できる
> - 利尿薬は作用する部位によって,「ループ利尿薬」「サイアザイド系利尿薬」「アルドステロン拮抗薬」「バソプレッシン受容体拮抗薬」に分類される
> - なかでも,病棟でみかけるほとんどは「ループ利尿薬」である
> - 血管拡張薬の一番の作用は「静脈の拡張作用」(前負荷の軽減→酸素化の改善)
> - 強心薬は心臓の収縮力を強くする薬剤

　それでは,薬物療法について考えてみたいと思います.薬物療法は大きく分けて,①利尿薬,②血管拡張薬,③強心薬,の3つに分類することができます.それぞれについてみていくことにしましょう.

## 利尿薬

　利尿薬は,作用する部位によって種類が分かれます.また,基本的には水とナトリウムは一緒に動くと覚えてください.例外もありますが,基本的には水とナトリウムは同じ動きをします.つまり,尿を出すには,ナトリウムを尿として排泄してあげれば,同時に水も尿として一緒に排泄されることになります.つまり,利尿薬はこれまで主にナトリウムを尿中に排泄することで利尿が得られるナトリウム排泄型利尿薬で治療されてきました.しかし,最近水のみを排泄する水排泄型利尿薬も登場し,薬剤選択や使用方法など選択肢が増えたため,さまざまなかたちで議論されています.では,尿が排泄されるまでにどのような経過をとるのでしょうか？　まず,心臓から駆出された血液が腎臓に到達します.その際,1日に約100 Lもの血液が濾過されます.つまり図3-13にあるように近位尿細管に100 L/日の原尿が到達しますが,約70％の原尿がそこで再吸収されます.残りがそのままヘンレのループに到達します

が，さらにそこで20〜30％の原尿が再吸収され，その後，遠位尿細管で5〜10％が，集合管で1〜3％が再吸収され，残りの約1％が最終的に尿として排泄されます．

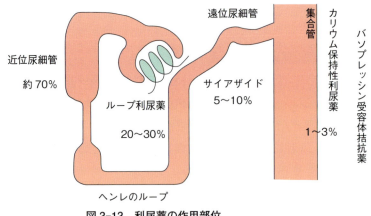

図3-13　利尿薬の作用部位
（％：原尿が再吸収される割合）

### 🟢 ループ利尿薬（表3-3）

以上が理解できれば，利尿薬の理解は非常に早いと思います．フロセミド（ラシックス®）に代表される==ループ利尿薬はヘンレのループに作用することで利尿効果を発揮==します．特にこの部位は約20〜30％の再吸収が行われている部分ですので，その利尿効果は非常に強力です．さらに，フロセミドは内服だけでなく，注射剤もあるため臨床のあらゆる場面で使用されています．フロセミド以外にもトラセミド（ルプラック®），アゾセミド（ダイアート®）などがありますが，半減期（簡単にいえば，薬の濃度が血中から減って，作用が減弱していく時間．薬が半分になる時間のこと）がそれぞれ違います．特にアゾセミドは半減期が非常に長く，フロセミドと違い内服後の急激な利尿がないため，高齢者や仕事をしている人には使いやすい薬剤でしょう．==ループ利尿薬の問題点は，電解質異常をきたしやすいことや，体のバランスを崩しやすい（神経体液性因子を乱すなど）==ということです．また，フロセミドは半減期が非常に短いため，効果が消失したときに反応性に水の再吸収が非常に亢進するという負の側面があります．つまり，効果が減弱してきたときの必要以上の飲水は，心不全管理を困難にするというだけでなく低ナトリウム血症の出現をきたす可能性があり，適切な指導が必要で

す.

表 3-3　ループ利尿薬

① フロセミド（ラシックス®），内服・静注
　効果持続時間：4～6 時間（内服）
② トラセミド（ルプラック®），内服
　効果持続時間：8 時間
③ アゾセミド（ダイアート®），内服
　効果持続時間：9～12 時間

## ●サイアザイド系利尿薬（表 3-4）

サイアザイド系利尿薬は遠位尿細管に作用し，利尿効果を発揮します．5～10％程度の再吸収部位であることと薬剤の特性から，単独で使用してもあまり強力な利尿効果は得られません．ただ，ループ利尿薬との併用により，時に非常に強力な利尿効果が期待できます．特にループ利尿薬を長期間使用していると，ヘンレのループを長期間にわたりブロックすることになるため，それ以降の遠位尿細管での再吸収が 5～10％の再吸収のはずが，それよりも多くの再吸収が行われるようになることがあります．つまり，ループ利尿薬の作用が減弱するのです．その際に，サイアザイド系利尿薬を併用することで，上流および下流をブロックすることができるため，利尿効果が増強されるというわけです．

ただ，これもループ利尿薬と同様の副作用をきたします．副作用を回避するという意味で，サイアザイド系利尿薬の使用はできるだけ短期間にするほうがよいでしょう．心不全管理で非常に大事な血圧コントロールという意味でも，サイアザイド系利尿薬は重要です．降圧利尿薬という言葉が付いていて，少量のサイアザイドの併用は（特にレニン・アンジオテンシン系薬剤との合剤が多数あります），塩分過多の高血圧患者には特に有用です．サイアザイド系利尿薬は体の塩分を外に出してくれる作用があり，塩抜きにはうってつけの薬剤です．

表 3-4　サイアザイド系利尿薬

① トリクロルメチアジド（フルイトラン®），内服
② インダパミド（ナトリックス®），内服

## ●アルドステロン拮抗薬（表 3-5）

アルドステロン拮抗薬は，集合管に作用することで効果を発揮する薬剤です．やはりこの場所も 1〜3% の再吸収しか行われていませんので，薬剤の特性からも単独で使用してもループ利尿薬のような強力な利尿効果を期待することはできません．しかし，この薬剤の特性を知るには，カリウムを保持できるという点を理解する必要があります．この薬剤はアルドステロンという物質をブロックすることで薬効を発揮します．アルドステロンは，集合管でナトリウムを再吸収し，カリウムを尿中へ排泄させます．つまり，これをブロックするアルドステロン拮抗薬はナトリウムを尿中へ排泄し，カリウムを再吸収します．つまり，ナトリウムと同時に水も尿中へ排泄すると同時にカリウムを再吸収し体内に保持するため，カリウム保持性利尿薬と称されます．

なお，スピロノラクトンを利尿薬として使用するには 50 mg 以上内服する必要があります．では，それ以下であれば内服する意味がないのでしょうか？　実は，アルドステロンはさまざまな臓器に障害を与えることがわかっています．そのアルドステロンをブロックするため，この薬剤は臓器保護作用を有することが示されています．心不全治療においても非常に重要な位置を占めており，日本のガイドラインだけでなく，世界の主要なガイドラインでも内服することが勧められています．もちろん，腎機能障害のある患者ではカリウムの上昇が問題になるため，十分注意が必要です．

表 3-5　アルドステロン拮抗薬（カリウム保持性利尿薬）
①スピロノラクトン（アルダクトン®），内服
②エプレレノン（セララ®），内服

## ●バソプレッシン受容体拮抗薬（表 3-6）

バソプレッシン受容体拮抗薬は非常にユニークな薬剤です．これは，今までの薬剤とは違い，ナトリウムの排泄なしに水のみ尿中に排泄します．つまり，水排泄型利尿薬です．水のみを排泄することにどのようなメリットがあるのでしょうか？　水のみを排泄するため（ナトリウムを体内に留めることができます．これはナトリウムを再吸収するという意味ではありません），低ナトリウム血症の改善につながります．そもそも低ナトリウム血症の改善に意味はある

のでしょうか？多くの心不全の研究から，低ナトリウム血症を認める患者は，認めていない患者に比較して予後が不良であることが示されてきました．ここに，この薬剤の出番があるのです．しかしながら，いまだに低ナトリウム血症の積極的な補正が予後につながったというデータはありません．今現在，この薬剤を心不全患者に使用できるのは日本しかありません．日本の医師を中心に，この薬剤の使用方法を模索している段階にあります．それ以外にも多くのメリットがあります．サイアザイド系利尿薬のところでも述べましたが，上流をループ利尿薬で，下流をこの薬剤でブロックすることで非常に強力な利尿が得られます．サイアザイド系利尿薬と違いナトリウムの排泄がないため，血圧の低下が非常に少なく，また，神経体液性因子に対しても影響が少なく，多くのメリットがある薬剤です．

表3-6 バソプレッシン受容体拮抗薬

①トルバプタン（サムスカ®），内服

## ●利尿薬のまとめ

では，心不全治療にはさまざまな利尿薬が使用可能ですが，やはりその中心は強力な利尿作用を有するフロセミドを代表とするループ利尿薬です．病棟でみかける利尿薬のほとんどがループ利尿薬だと思います．これは日本に限らず世界中どこでも一緒です．ただ，病棟で点滴の準備をしているとき，不思議に思ったことはありませんか．ボーラスの患者もいれば，持続点滴の患者もいる．あのドクターはいつもボーラスの指示しか出さないのに，このドクターは…．ループ利尿薬は心不全診療における歴史が非常に古いですが，使用法について問われることはこれまでほとんどありませんでした．しかし，DOSE（Diuretic Optimization Strategies Evaluation）試験という大規模臨床試験で，フロセミドの高用量群/低用量群およびボーラス投与群/持続群の2×2の4群を比較する試験が行われました（図3-14）．これは，多くの基礎実験や小規模の研究で，ボーラス投与よりも持続点滴のほうが少ない用量で，多くの利尿効果が得られることが知られていたからです．しかしながら結果的には，投与方法の違い，投与量の違いでは短期予後には差はないというものでした．

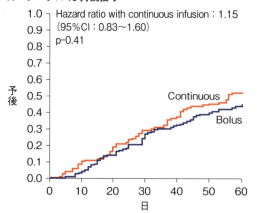
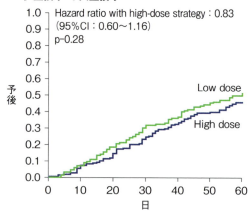

**図 3-14 フロセミドの投与法の違いで予後が変わるのか**
〔Felker GM, et al：Diuretic strategies in patients with acute decompensated heart failure. N Engl J Med 364(9)：797-805, 2011 より引用〕

## 血管拡張薬

血管拡張薬には，表 3-7 に挙げたように<mark>即効性のもの，持続性のもの，貼付剤，注射用製剤に分ける</mark>ことができます．薬剤の特性は，その名前のとおりです．即効性であったり，持続的であったりです．

**表 3-7 血管拡張薬（硝酸薬）**

| | 商品名 | 一般名 | 作用発現時間 |
|---|---|---|---|
| 即効性製剤 | ニトロペン®舌下錠<br>ニトロール®錠<br>ミオコール®スプレー<br>ニトロール®スプレー | NTG<br>ISDN<br>NTG<br>ISDN | 1〜2 分<br>舌下 2〜4 分<br>1 分<br>1〜2 分 |
| 持続性経口薬 | フランドル®<br>ニトロール®R<br>アイトロール® | ISDN<br>ISDN<br>ISDN | 1 時間<br>1 時間<br>30〜1 時間 |
| 経皮的吸収剤 | フランドル®テープ S<br>ニトロダーム®TTS® | ISDN<br>NTG | 1〜3 時間<br>1 時間 |
| 注射用製剤 | ミリスロール®注<br>ニトロール®注 | NTG<br>ISDN | 即時<br>即時 |

薬剤の特徴になりますが，表 3-8 に示したとおりです．心不全治療において最も大事な特徴は，静脈の拡張になります．<mark>末梢の静脈を拡張することで，末梢に血液を貯留することができます．末梢に血液を貯留することは，前負荷の減少につながります．</mark>前負荷と

は，前にも述べましたが，全身から心臓に帰ってくる血液量のことです．全身から帰ってくる血液量が減れば，つまり前負荷が減れば，心臓は処理しなければならない負荷が減ることになります．心臓が楽になるのです．前負荷の減少は，酸素化の改善にもつながります．非薬物的な方法でいえば，起坐呼吸です．坐位になることで（心臓を下肢よりも上にすることで），重力の影響のため血液は下に溜まりやすくなります．これが，下肢への血液の貯留です．その他に，容量によっては後負荷の減少にもつながります．後負荷とは，心臓が全身に血液を送り出すために必要な負荷のことです．この負荷に打ち勝って初めて，血液を全身に送ることができるのです．つまり，後負荷の減少は心臓の負荷軽減につながります．

表 3-8　血管拡張薬（硝酸薬）の作用
① 静脈の拡張作用 → 前負荷の軽減
② 動脈の拡張作用 → 後負荷の軽減
③ 冠動脈の拡張作用 → 虚血を軽減

● ニトロ製剤

さらに，狭心症・心筋梗塞のときによく使用されるニトロ製剤は冠動脈拡張作用をもつため，虚血の解除にも役立ちます．

では，救急の場面で実際にどのように使用されるのでしょうか？X線（図 3-15）のように両側性の肺水腫をきたした患者を想定し

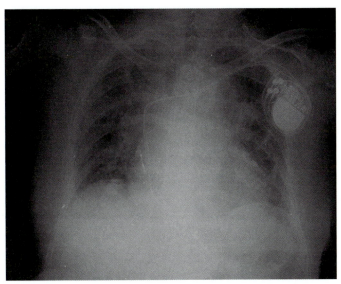

図 3-15　両側性の肺水腫をきたした患者の X 線像（坐位）

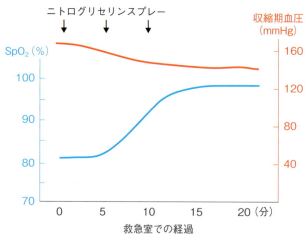

図3-16 ニトログリセリン・スプレー製剤の効果

てみましょう．図3-16にあるように，収縮期血圧が160 mmHg程度のSpO₂ 80％台の急性心不全患者です．つまり，血圧が140 mmHgあるため，クリニカルシナリオでいえば，CS1です．ニトログリセリンのスプレー製剤で血圧が下がるとともに，酸素化の改善が得られています．前負荷の軽減が酸素化の改善につながった1例になります．この現象は，非侵襲的陽圧換気でも得られます．NIPPVの項でも述べましたが，呼気終末陽圧であるPEEPの負荷は前負荷の減少に寄与するため，酸素化の改善につながるというわけです．

### ●カルペリチド

心不全治療によく使われていると思いますが，カルペリチド（ハンプ®）の作用についてです（表3-9）．基本的にカルペリチドは血管拡張薬ですので，静脈拡張作用や動脈拡張作用を有します．また，カルペリチドのユニークな点は，腎血流を増やす作用があることです．特に髄質といわれる部分の血流量を増加させる作用を有するとされています．また，集合管でのナトリウムの再吸収を抑制することで尿中へのナトリウムの排泄を増加させる効果があります．このように腎臓の血流を増加させること，ナトリウムの尿中排泄を増加させることなどから，利尿作用を有するといわれています．しかしながら，その利尿効果はごくわずかであり，利尿薬として使用することは基本的にないと考えてよいと思います．ただ，心不全の

病態改善に大きくかかわっているレニン・アンジオテンシン系の抑制作用および交感神経系の抑制作用は，有用であると考えられています．

表3-9　カルペリチドの作用

①静脈の拡張作用 → 前負荷の軽減
②動脈の拡張作用 → 後負荷の軽減
③軽度のナトリウム利尿
④レニン・アンジオテンシン系抑制作用
⑤交感神経系抑制作用
　　　　　　　　　　　　　　　　　など

● ニコランジル

　ニコランジル（シグマート®）も心不全治療にはよく登場する薬剤です（表3-10）．これも血管拡張薬ですので静脈拡張作用，動脈拡張作用，冠動脈拡張作用などを有する点は一緒です．違いは，薬剤耐性をきたしにくいという点です．硝酸薬の薬剤耐性とは何でしょうか？　昔，ダイナマイト工場で働いている従業員の間で，月曜日になると頭痛が出て徐々に頭痛が軽減することが知られていました．当時，これを月曜日の頭痛（Monday headache）とよんでいたようです．これは今では，ダイナマイトから出るニトロが原因だと考えられています．つまり，土日は仕事場に行かないため薬剤耐性が消失し，月曜日になると決まって頭痛が出現していたのです．これは硝酸薬一般にいえることです．休薬期間をおかないと，効き目が減弱するのです．つまり，貼付剤であれば発作の少ない時間帯には貼付剤を外しておくほうが効果的だということです．ただ，ニコランジルはこのような薬剤耐性をきたしにくいことが報告されています．

表3-10　ニコランジルの作用

①静脈の拡張作用 → 前負荷の軽減
②動脈の拡張作用 → 後負荷の軽減
③冠動脈の拡張作用 → 虚血を軽減
④薬剤耐性が他の硝酸薬と比較して少ない

## 強心薬・昇圧薬

　強心薬・昇圧薬についてですが，これも文字どおり，心臓の収縮

力を強くする薬剤になります（表3-11）．強心薬および昇圧薬には表に挙げたような薬剤および薬剤の特徴があります．昇圧薬であるノルアドレナリンは通常の心不全治療で使用することはほとんどないと思います（ノルアドレナリンは基本的には血圧を上げるための薬剤ですから）．先ほども述べましたが，血圧の上昇は心臓の後負荷になります．つまり，心臓の負担になるため，心拍出量に対しては負にはたらくので，心拍出量は低下することになります．

　では，ノルアドレナリンの適応はどのようなときでしょうか？これは，ショック状態のときです．血圧が許容範囲を超えて低下した場合は，血圧を維持する必要があります．このときにはノルアドレナリンの使用を考慮する必要があります．強心薬に関しても，基本的にはあまり登場する薬剤ではありません．これは，強心薬の使用は予後不良につながるというデータがあるためです．ただ，ここで解釈には注意が必要です．強心薬の使用自体が予後を悪化させたのか，そもそも心臓の状態が悪かった人たちに強心薬を使わざるを得なかっただけなのか，つまり原因なのか結果なのかがわからないのです．少なくとも，現状では必要なときにはしっかり使い，必要のないときには使用を控えるということです．

表3-11　強心薬・昇圧薬

|  | 一般名 | 心拍出量 | 心拍数・心臓収縮力 | 心筋酸素需要量 |
|---|---|---|---|---|
| 強心薬 | ドブタミン<br>ドパミン<br>ミルリノン<br>オルプリノン | 増加<br>増加<br><br>増加 | 増加<br>増加<br><br>さまざま | 少量では不変<br>増加<br><br>不変のことが多い |
| 昇圧薬 | ノルアドレナリン | 増加<br>減少 | 不変．高用量で軽度増加 | 増加 |

Step ❸ 心不全治療の基本を知る ―薬物療法，非薬物療法の適応はこれでわかった！―

# 4 補助循環装置

> **POINT**
> - 補助循環装置は体内に挿入するため侵襲的な処置になる
> - この中では大動脈内バルーンパンピング（IABP）は頻度が高い
> - 植込み型除細動器（ICD）は不整脈死を回避する最も有効な手段
> - 心臓再同期療法（CRT）は同期不全を改善する

では，補助循環装置に話を移します（表3-12）．

基本的には体内に装置を挿入する必要があるため，侵襲的な処置になります．ただ，心臓の補助という点では薬剤では補えないほど強力ですので，重症患者への使用を躊躇してはなりません．補助装置の特性をしっかりと捉えて選択する必要があります．この中でも大動脈内バルーンパンピング（IABP）は登場する頻度の高い補助装置です．

表3-12 補助循環とは？

心臓のポンプ機能が低下し，全身の血行動態を維持できない（心不全）状態の患者を，機械を用いて補助・代行し，心機能の回復を待つ（促す）治療法

補助循環の種類

| 種　類 | 治療法 | 補助効果 |
| --- | --- | --- |
| 圧補助 | IABP：<br>IntraAortic Balloon Pumping | 心拍出量の<br>約10～20% |
| 流量補助 | PCPS：<br>Percutaneous CardioPulmonary Support | 心拍出量の<br>約70% |
| | VAD（VAS）：<br>Ventricular Assist Device（System） | 心拍出量の100% |
| 呼吸補助 | ECMO：<br>Extra Corporeal Membrane Oxygenation | 膜型人工肺による<br>呼吸補助 |

## 大動脈内バルーンパンピング（IABP）

大動脈内バルーンパンピング（IABP）は，基本的には心臓のポンプ機能が低下している際に使用します（図3-17〜20，表3-13〜15）．多くは急性心筋梗塞患者がショック状態に至ったときに使用されることが多いと思います．心不全患者の管理で使用する際には，薬剤の使用で十分な心拍出量が稼げないときに使用します．多くは，大腿動脈から挿入し，下行大動脈に留置します．バルーンの長さはその患者の身長に合わせて選択します．拡張と収縮のタイミングは心電図か大動脈圧に合わせて設定を行います．拡張のタイミングは心電図のT波の終了間際で大動脈圧波形では大動脈弁が閉鎖するdicrotic notchに合わせます．収縮のタイミングは，心電図のR波の直後，大動脈圧波形では拡張期圧が最も低くなる部分に合わせます．禁忌事項に関しては表に挙げたとおりですが，大動脈弁閉鎖不全症，胸腹部の大動脈瘤，血管の蛇行，重度の動脈硬化症などになります．合併症，離脱基準に関しては挙げたとおりですが，離脱に関しては，基準以外にも患者の状態をみて総合的に判断する必要があります．

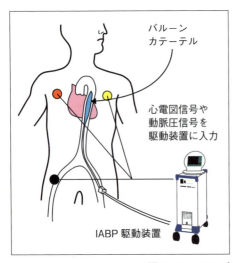

図3-17　IABPとは…

**IntraAortic　Balloon　Pumping**
大動脈内　　バルーン　パンピング

心臓のポンプ機能が低下している患者をサポートするための補助循環装置である．

バルーンカテーテルと駆動装置を総称してIABPとよぶ．

主に大腿動脈から挿入したバルーンカテーテルを胸部下行大動脈内に留置し，患者の心電図（R波）および動脈圧信号を用いて，心臓の拍動に同期させバルーンを膨張・収縮させて心臓を補助する．

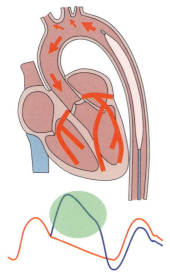

### Diastolic Augmentation
（ダイアストリック・オギュメンテーション）

心臓の拡張初期（大動脈弁閉鎖直後＝ディクロティック・ノッチ）にバルーンを膨張させることで，拍出された血液を逆流させるようにし，冠血流量の増大と血圧の上昇をはかる．

バルーンと大動脈弁の間に血液が溜められ，血管壁にかかる圧力が上昇する．

図 3-18　バルーン膨張による効果

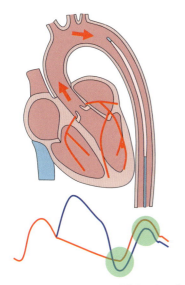

### Systolic Unloading
（シストリック・アンローディング）

心臓の拡張後期（大動脈弁開放直前）にバルーンを収縮させることで心臓が血液を駆出する際の負荷（後負荷）の軽減をはかる．

バルーン収縮によってつくり出された吸引力で，「引っ張る」ように血液を駆出させるため，心拡張期末期圧と収縮期圧が低下する．

図 3-19　バルーン収縮による効果

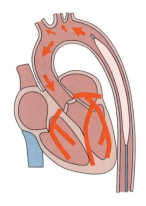

**心臓が拡張 ＝ バルーンも膨張**

心臓が栄養補給（心筋に血液が流れる）されるのは心拡張期のみ．
バルーンの膨張で血液を逆流させ冠血流量を増加させ虚血心筋の回復をはかる．

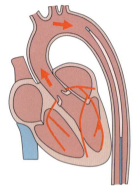

**心臓が収縮 ＝ バルーンも収縮**

心臓が収縮を開始する前までにバルーンを収縮させておく．
バルーンの収縮によって血管内圧を下げ，少ない労力で血液を拍出できる状態にする（後負荷の軽減）．

図 3-20　バルーン膨張・収縮のタイミング

表 3-13　IABP の適応基準

1. 急性心筋梗塞
2. 重症慢性左心不全などにおいて
    - 心係数 2.0 L/min/m² 以下の LOS（低心拍出量症候群）状態
    - 収縮期圧 90 mmHg 以下
3. 難治性不整脈（薬剤抵抗性）
4. PCI（経皮的冠動脈形成術）時のバックアップ
5. CABG（大動脈冠動脈バイパス）時のバックアップ
6. 体外循環からの離脱不能

表 3-14　IABP の禁忌事項

1. 大動脈弁閉鎖不全
    大動脈弁逆流を増悪させる可能性があるため
2. 胸腹部の大動脈瘤
    バルーンの挿入，拍動によって瘤の破裂の可能性があるため
3. 強度の蛇行血管
    バルーン挿入により，血管壁を傷つけてしまう恐れがあるため
4. 重度の動脈硬化
    硬化部位によりバルーンの破裂の可能性があるため

表 3-15　IABP の合併症と離脱基準

合併症
1. 動脈損傷・動脈解離
2. 出血，皮下出血，血腫，血小板減少
3. 下肢虚血
4. バルーン損傷，破裂によるヘリウム塞栓
5. 血栓塞栓症
6. 感染症

離脱基準
1. 心係数 2.0〜2.5 L/min/m$^2$ 以上
2. 収縮期圧 100 mmHg 以上
3. 左房圧 20 mmHg 以下
4. 不整脈の消失
5. 心拍数の安定

＊IABP のウィーニングを行っても，血行動態が上記の状態で安定している．

## 植込み型除細動器（ICD）

　これは植込み型の自動除細動器（AED）にペースメーカ機能が付いたものと理解できます（表 3-16，図 3-21）．不整脈による突然死の可能性が高い患者に植込むことにより，不整脈死を回避する最も有効な手段です．機能としては，抗頻拍ペーシング，カルディオバージョン，除細動になります．不整脈（心室頻拍）を感知した際に，それよりも早くペーシングすることで不整脈を停止させます．それでも停止しなかった場合は，電気ショックで停止させます．心室細動を検出した際には電気ショックで停止させます．

表 3-16　植込み型除細動器（ICD）について

- 植込み型除細動器は体内に植込まれて，突然起こった心室細動や心室頻拍を自動的に検知し，即座に電気治療を行って正常に戻すものである．
- 本体（ジェネレータ）はチタン．中には電池とマイクロコンピュータが搭載．
- リード線は静脈を通って右心室に留置．心臓が発する電気情報を絶え間なく本体に送り，発作が起こったときには，本体からの電気刺激を心臓内に伝えることにより治療を行う．

1. 抗頻拍ペーシング　　心室頻拍が起こった場合には，まず通常のペースメーカのような刺激で，頻拍より少し速くペーシングをすることで治療を行う．ほとんどの場合，この治療中に苦痛を感じることはない．

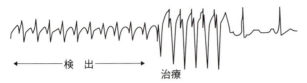

2. カルディオバージョン　抗頻拍ペーシングで心室頻拍の治療ができなかった場合には，安全なタイミングで電気ショックを与えることで発作を止める．

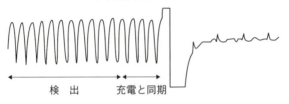

3. 除細動　　ICD が心室細動が起きたとみなしたときには，上ののカルディオバージョンより，さらに強いエネルギーの電気ショックを出して，細動を止める．

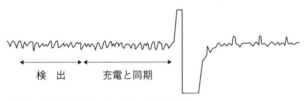

**図 3-21　植込み型除細動器（IDC）のはたらき**
ICD はあらかじめプログラムされた方法で，心室細動や心室頻拍を治療．例えば，最初はペースメーカのような刺激を出して，発作が止まらなければ弱い電気ショックによる治療を行い，それでも止まらなければ，より強いエネルギーに切り替えることも可能です．具体的には，上記のような機能があります．

## 心臓再同期療法（CRT）

　心不全が重症になると心機能が落ちるだけでなく，刺激伝導系の異常も出てきます．刺激伝導系の異常とは，電気の流れが不均一に遅くなってしまうため，これまで左右同時に収縮していた心室が，同時に収縮しなくなってしまうことです．これを同期不全といいます．CRT はこの同期不全を改善するための機械です（図 3-22，表 3-17）．X 線で示したとおり，本体（ジェネレータ）と電線（リード）3 本から成ります．ジェネレータは本体ですので，電池です．通常のペースメーカと一緒ですが，サイズが二周りくらい大きくなって

います．リードに関しては，右心房，右心室に1本ずつ，これもペースメーカと一緒です．左心室にもう1本挿入されている部分が違います．これは，冠静脈洞を介して左心室に留置されています．CRTには，心室全体の同期を改善させる両心室ペースメーカ（CRT-P）と除細動機能が加わったCRT-Dの2種類があります．CRTは右心室と左心室に留置されているリードが，左室の収縮を同期できるように刺激を与えるという機械になります．適応は表に挙げたとおりです．

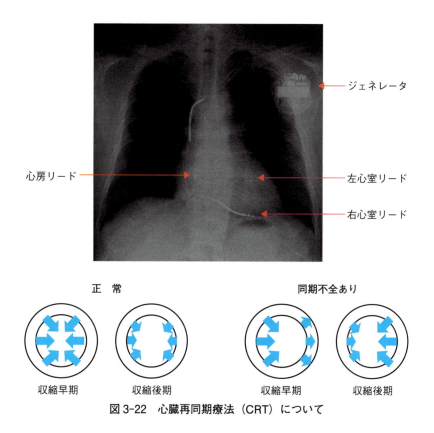

図3-22 心臓再同期療法（CRT）について

表3-17 CRTの適応基準

簡単にいうと，
内服による治療が至適に行われているにもかかわらず症状のある患者である．
・正常洞調律（心房細動については議論あり）
・有症候性（心不全の症状がある）
・左室機能が低下
・完全左脚ブロック（QRSが延長）

## 経カテーテル的大動脈弁留置術

　もう一つ，大動脈弁狭窄症（AS，図3-23）に対する経カテーテル的大動脈弁留置術についてです（図3-24）．前にも述べましたが，大動脈弁狭窄症は，大動脈弁が硬く広がらなくなった疾患です．物理的に狭窄しているため，重症になると点滴や内服による保存的な治療が期待できなくなってしまいます．そこで，物理的に狭いものは物理的に広げてしまえという，力任せの治療法になります．しかし，成績は初期に比べ非常に向上しており，病態は劇的に改善します．

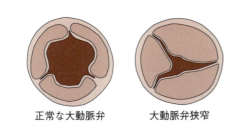

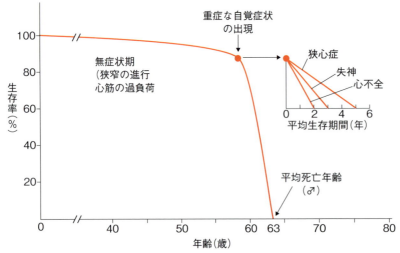

図3-23　上：大動脈弁狭窄症（AS）
　　　　　下：ASの自然歴

経カテーテル的大動脈弁留置術
TAVI（Transcatheter Aortic Valve Implantation）

1985年：フランスのAlain Cribierが風船だけで大動脈弁を広げた（BAV）
2002年：人体に初めて経カテーテル大動脈弁の留置を成功させる
2013年10月：日本でもTAVI開始

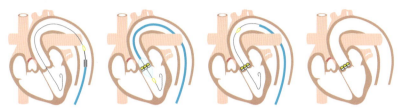

図3-24 大動脈弁狭窄症の治療

## 人工心臓

人工心臓に関しては，体外設置型補助人工心臓と植込型補助人工心臓の2種類があります（図3-25，3-26）．体外設置型に関しては体の外に機械類がつながっているため，基本的には入院しながらの管理が必要になります．また，感染そして血栓症との戦いでもあります．植込型に関しては，体内に植込まれているため，体外式に比べて自由度が高いのが特徴です．

## 心臓移植

心臓移植に関しても同じですが，適応に関してはとても慎重になる必要があります（表3-18）．適当に入れるものではありませんので，しっかりとしたアセスメントとその後のケアなど，考慮すべき問題がたくさんあります．

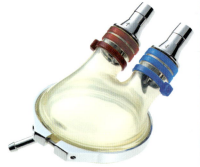 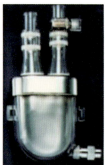

ニプロ VAD（ニプロ）　　　東大型

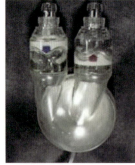 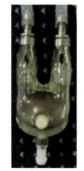

AB 5000（ABIOMED）　　EXCOR®（カルディオ）

図 3-25　体外設置型補助人工心臓

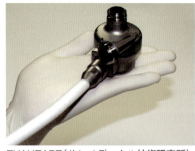 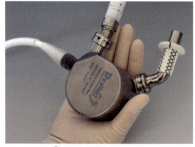

EVAHEART（サンメディカル技術研究所）　DuraHeart®（テルモ）

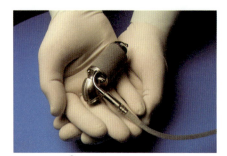 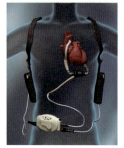

Jarvik 2000®（センチュリーメディカル）　HeartMate Ⅱ（ニプロ）

図 3-26　植込型補助人工心臓

表 3-18　心臓移植の適応

Ⅰ．心臓移植の適応は以下の事項を考慮して決定する
　1）移植以外に患者の命を助ける有効な治療手段はないのか？
　2）移植治療を行わない場合，どのくらいの余命があると思われるか？
　3）移植手術後の定期的（ときに緊急時）検査とそれに基づく免疫抑制療法に心理的・身体的に十分耐えうるか？
　4）患者本人が移植の必要性を認識し，これを積極的に希望するとともに家族の協力が期待できるか？
　などである

Ⅱ．適応となる疾患
　　心臓移植の適応となる疾患は従来の治療法では救命ないし延命の期待がもてない以下の重症心疾患とする
　1）拡張型心筋症，および拡張相の肥大型心筋症
　2）虚血性心筋疾患
　3）その他（日本循環器学会および日本小児循環器学会の心臓移植適応検討会で承認する心臓疾患）

Ⅲ．適応条件
　1）不治の末期的状態にあり，以下のいずれかの条件を満たす場合
　　a．長期間または繰返し入院治療を必要とする心不全
　　b．β遮断薬および ACE 阻害薬を含む従来の治療法では NYHA Ⅲ度ないしⅣ度から改善しない心不全
　　c．現存するいかなる治療法でも無効な致死的重症不整脈を有する症例
　2）年齢は 65 歳未満が望ましい
　3）本人および家族の心臓移植に対する十分な理解と協力が得られること

# Step 4

# 患者さんへの服薬指導のコツ
― どうしてこの薬が必要なのか？ ―

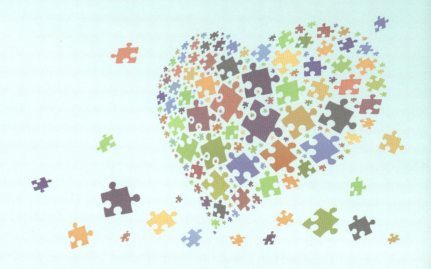

Step 4　患者さんへの服薬指導のコツ ―どうしてこの薬が必要なのか？―

# 1　標準的心不全薬物療法を理解するための心不全分類

> **POINT**
> - 心不全分類をしっかり理解する
> - ステージに応じた標準薬物療法を理解する

　心臓の機能に何らかの異常をきたすと，機能をなんとか保持あるいは改善しようと代償的に体が反応します．しかし，その代償機転が時に過剰にはたらきすぎると問題を起こしてしまうことがあります．例えば，みなさんが非常に忙しくて，市販されているカフェインを含んだ栄養ドリンクを飲んだとします．一時的には元気になりますよね．でも，それを飲み続けているとどうなるでしょうか？その効果は薄れて，休養をとったり，気分を入れ替えたりしないかぎり回復せず，もっとつらくなって場合によっては，倒れてしまいます．これと同じようなことが心臓にも起こるのです．多少ストレスがかかっても耐えうる状態にしたり，少しペースダウンさせて休ませたりする薬が，過度な代償機転がはたらいている心臓には必要なのです．この項では，心不全に必要な標準的な薬物療法について解説します．

　表 4-1 を見てください．多くの臨床試験を積み重ねた結果，こ

表 4-1　NYHA 心機能分類

| | |
|---|---|
| Ⅰ度 | 心疾患はあるが身体活動に制限がない．日常的な身体活動では著しい疲労，動悸，呼吸困難あるいは狭心痛を生じない |
| Ⅱ度 | 軽度の身体活動の制限がある．安静時には無症状である．日常的な身体活動で疲労，動悸，呼吸困難あるいは狭心痛を生じる<br>Ⅱs度：身体活動に軽度制限のある場合<br>Ⅱm度：身体活動に中等度制限のある場合 |
| Ⅲ度 | 高度な身体活動の制限がある．安静時には無症状である．日常的な身体活動以下の労作で疲労，動悸，呼吸困難あるいは狭心痛を生じる |
| Ⅳ度 | 心疾患のため，いかなる身体活動も制限される．心不全症状や狭心痛が安静時にも存在する．わずかな労作でこれらの症状は増悪する |

の表に示すような心不全のステージによって導入すべき薬剤選択法が確立されました．ここで心不全の分類を復習しておきたいと思います．まず，ニューヨーク心臓協会の心機能分類でNYHA分類といわれるものがあります．Ⅰ～Ⅳ度まで4段階で重症度を評価します．

また，米国心臓協会と米国心臓病学会のAHA/ACCステージ分類は以下のように，心臓の状態と症状によって分類されています（表4-2）．

表4-2 AHA/ACCステージ分類

| | |
|---|---|
| Stage A | 危険因子を有するが，心機能障害がない |
| Stage B | 無症状だが，器質的心障害 |
| Stage C | 症候性心不全 |
| Stage D | 治療抵抗性心不全 |

このような心不全分類に準じて，それぞれの段階で使用すべき薬剤が推奨されています．では，どうしてこれらの薬が重要であるのかを，代表的薬剤について順に説明します．

# Step 4 患者さんへの服薬指導のコツ —どうしてこの薬が必要なのか？—

## 2 心不全の標準薬物療法

**POINT**
- ACE I と ARB は RAA 系の亢進を阻害することで長期予後を改善する
- ACE I は心不全治療の第一選択である
- β遮断薬は有症状の心不全の予後改善に効果的である
- 利尿薬は利尿により前負荷を軽減し，うっ血に基づく症状を軽減する

### レニン・アンジオテンシン・アルドステロン系（RAA系）

　心臓が何らかの原因（冠動脈疾患，心筋症，弁膜症等々）で機能が障害されると心機能や循環を維持するために RAA 系が亢進します（図 4-1）．しかし，アンジオテンシン受容体やブラジキニン受容体を介して循環系への影響を与えます．

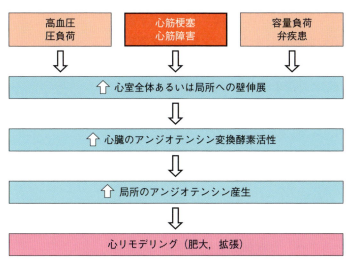

図 4-1　心臓局所 RAA 系の活性化機序

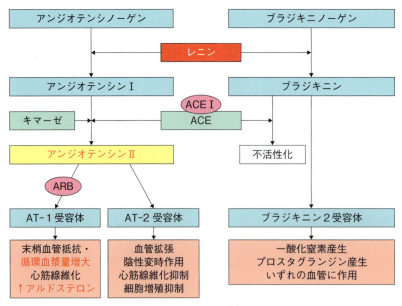

図4-2 RAA系

　図4-2に示されるようにアンジオテンシンⅠ受容体を介した作用は心臓・血管に悪影響を与えます．特に，アルドステロンは，心筋組織内でも産生され心肥大や心筋の線維化を促進させます（図4-2, 3）．したがって，この系をできるだけ適切に抑制することが心血管系の保護につながるのです．この系に作用する薬剤で予後改善のために，推奨されているのがアンジオテンシン変換酵素阻害薬（ACEⅠ）です．この薬剤は図4-2に示されているように，ACEという酵素を阻害することで，アンジオテンシンⅡの産生を抑制し，心血管を保護するとともに，血管拡張作用を有するブラジキニンの活性が低下しないように作用し，血管を保護します．

　現在のところ，この系統の薬剤は，==心不全の薬物療法の中で予後を改善する薬剤として禁忌がないかぎり必ず投与されるべきである==といわれています．ただし，最近，LCZ696（エントレスト：日本未承認）という薬剤が，心臓に対する防御的な神経ホルモン機構（ナトリウム利尿ペプチドシステム）を促進すると同時に，有害な機転であるRAA系を抑制する作用があることから，ACEⅠよりも予後改善効果があることが示され，米国で承認されました．治験中で使用できるのは，日本ではまだ先の話ですが，今後の心不全治療は新たな展開を迎えるかもしれません．==ACEⅠは，咳という副作用が問題==となり，忍容性を低下させます．その場合は，アンジオテ

ンシンⅡ受容体拮抗薬（ARB）がその代替療法として推奨されています．

具体的な症例を提示しましょう．図4-3に示す症例は，急性心不全で入院し，急性期に大動脈内バルーンパンピング（IABP）が挿入されるほど重症例でしたが，急性期を乗り切り，アルドステロンの産生を抑制するといわれるカルペリチド（ANP：ハンプ®）にひき続いて，RAA系を抑制するエナラプリルというACEⅠが導入され，120病日には，心胸郭比，脳性ナトリウム利尿ペプチド（BNP）は正常化し，左室駆出率も47％と劇的に改善しました．

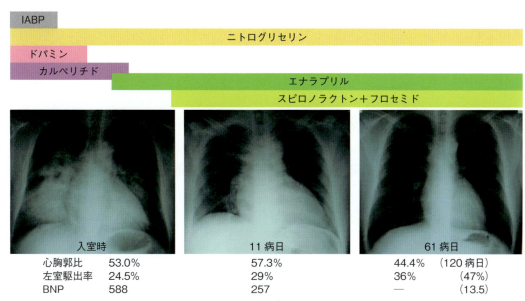

図4-3　拡張型心筋症（急性期治療から慢性期治療へ：RAA系抑制）
IABP：大動脈内バルーンパンピング，BNP：脳性ナトリウム利尿ペプチド

もちろん，スピロノラクトン（アルダクトン®A）というアルドステロンを阻害する薬剤を併用していることもACEⅠの作用をより強固にするために有用であったと考えられます．このように，心不全治療においてRAA系抑制薬が重要な役割を果たしていて，投与すべき薬剤であることが理解されたと思います．日本でこの系統で使用できる薬剤を表4-3に示しました．

そして，これらの薬剤は，血圧，腎機能，電解質等の状況が許すかぎり増量することが推奨されています．こうして，日本循環器学会の「慢性心不全治療ガイドライン」では，ACEⅠは，禁忌を除

表 4-3　RAA 系抑制薬

| アンジオテンシン変換酵素阻害薬 | エナラプリル（レニベース®）<br>リシノプリル（ロンゲス®，ゼストリル®） |
|---|---|
| アンジオテンシンⅡ受容体拮抗薬 | カンデサルタン（ブロプレス®） |
| 抗アルドステロン薬 | スピロノラクトン（アルダクトン®A） |

きすべての患者に対して使用（無症状の患者も含む）することが推奨され，アンジオテンシンⅡ受容体拮抗薬は，ACEⅠに忍容性のない患者に対して投与することが推奨されています．また，抗アルドステロン薬は，ループ利尿薬，ACEⅠがすでに投与されているNYHAⅢ度以上の重症患者に対して投与することが推奨されているのです．

## 交感神経系（β遮断薬）

次に，心不全機能低下の改善を妨げている系に交感神経系があります．図 4-4 に示されているように，==RAA 系とともに心不全の進展にβ受容体刺激が過剰になると心機能障害が進行し，収縮不全が進行します．==

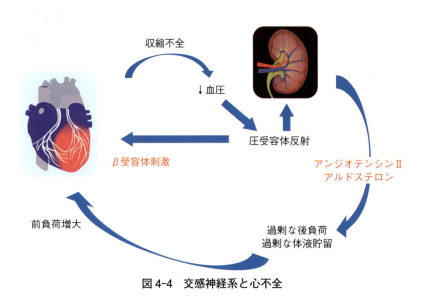

図 4-4　交感神経系と心不全

実験レベルでは，心臓を支配している交感神経を徐神経すると心不全の進展が抑制されることも示されています．つまり，β受容体

を適度に抑制することが心不全を改善させる一つの方法ということになります．1975 年に Waagstein らによって，少量の $\beta$ 遮断薬を少しずつ投与していくと心機能が改善することが報告されました．しかし，当時は，誰も信用してくれなかったそうです．しかし，彼らは諦めることなく，また，それを支持してくれる人も現れ，最終的に 1999 年以降に世界で心不全治療薬として承認されるようになりました．ただし，それまでは，心機能低下をひき起こす危険があるとのことで心不全には投与禁忌であった薬剤ですから，その投与は慎重に行わなければいけません．症状，心機能等に注意をして低用量から 2 週間間隔で増量をしていくことが推奨されています．図 4-5 に $\beta$ 遮断薬が有用であった例を提示します．

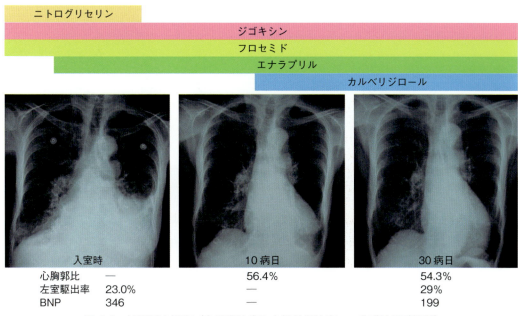

図 4-5　拡張型心筋症（急性期治療から慢性期治療へ：交感神経系抑制）
BNP：脳性ナトリウム利尿ペプチド

　高齢の心不全患者で，急性期胸水も貯留して治療が開始されました．うっ血が改善してきた時点で $\beta$ 遮断薬が導入され，1 ヵ月後には心機能も改善傾向にあり，独歩で退院されました．その後も，少しずつ増量を試みていましたが，外来通院が途絶え，心不全悪化で再入院し改善しました．しかし，この患者はそれでも懲りずに休薬をして，そのようなことを数回繰り返すうちに心不全はさらに進行し最終的には亡くなりました．$\beta$ 遮断薬が極めて有用であった症例

ですが，中止をすると再度悪化することと，入院を繰り返すことで心不全は進行していくことを，身をもって示している症例でした．

このように，RAA 系薬剤とともに，β遮断薬は心不全治療の鍵となる両輪の一つともいえる重要な役割を果たしています．ただし，β遮断薬ならどんなβ遮断薬でもよいかというとそうでなく，過去の臨床研究で予後改善を示し得たβ遮断薬はすべて脂溶性β遮断薬です．これに関する理由はいまだ十分解明されていませんが，脳血管関門から脳内に移行できる特徴が関係しているのかもしれません．表4-4 に，日本で心不全に使用可能な脂溶性β遮断薬を示しました．こうして，β遮断薬は，ガイドラインの中で，有症状の心不全の予後改善を目的とした使用は推奨することが明記されています．このβ遮断薬は，心拍数 60〜70 代を目標に増量することがよいとされています．

表 4-4　β遮断薬

| 脂溶性 |
| --- |
| カルベジロール（アーチスト®） |
| ビソプロロール（メインテート®） |

## 利尿薬

心不全の治療薬として，==うっ血を呈する場合には利尿薬は極めて有用です==．したがって，「慢性心不全治療ガイドライン」でも，うっ血に基づく症状を有する患者に対するループ利尿薬（フロセミド，アゾセミド），サイアザイド系利尿薬が推奨されています．ただし，利尿薬の大量投与は神経体液性因子の亢進につながり，極力少量で投与継続しないことが推奨されています．

最近では，新しいタイプの利尿薬でトルバプタンという水利尿薬が日本では心不全治療薬として使用可能になっています．うっ血を改善することは大規模臨床試験で示されていますが，予後改善効果はまだ証明されていません．今後，この薬剤を予後改善のためにどのように使用していくかを明らかにしていく必要があるでしょう．

Step ④ 患者さんへの服薬指導のコツ —どうしてこの薬が必要なのか？—

# 3 実際の症例でみてみよう！

【年齢・性別】
　59歳，男性．
【主　訴】
　起坐呼吸を主訴に入院になりました．
【家族歴】
　心不全の遺伝的要因を示唆するような家族歴を有し，さらに生活習慣病を有する患者でした．
　健診で心拡大を指摘され，その3年後に拡張型心筋症との診断を受けています．その7年後が今回の入院です（表4-5）．
【入院時現症】
　表4-5に示します．血圧は，115/80 mmHgで，脈圧は30 mmHgで相対的脈圧（proportional pulse pressure：脈圧を収縮期血圧で割ったもの）は，27％です．したがって，低心拍出である可能性があることがわかります．肺うっ血のみならず，全身的なうっ血も認めます．
【血液検査】
　表4-5に示すように，BNPは3170 pg/mLと極めて高く，腎機能障害も認めます．非持続性心室頻拍も認め，極めて重症の拡張型心筋症です．
【胸部X線写真】
　著明な心拡大と少量の胸水貯留と軽度の肺うっ血を認めます（図4-6左）．心電図ではQRS幅は広く心室内の伝導障害があり，これにより心筋障害がすでにあり，左室の非同期性収縮が疑われます（図4-6右）．
【治療経過】
　図4-7に治療経過を示します．低心拍出に対して，強心薬が使用され，肺水腫も合併していることから，ホスホジエステラーゼⅢ阻害薬であるミルリノンも併用されています．一時，大動脈内バルーンパンピング（IABP）を挿入せざるを得ないほど重症でしたが，強心作用を有するピモベンダンを経口で併用しながら，ACEⅠとβ

表4-5 症例

**男性 59歳**
**第1回目入院**
【主　訴】起坐呼吸
【家族歴】父60歳, 母80歳
　　　　　いずれも心不全で死亡
【嗜　好】喫煙　20～55歳　10本/日,
　　　　　飲酒　20～58歳　ウイスキー（シングル, 水割り）2～3杯/日
【既往歴】50歳　糖尿病（2型）
【現病歴】
　10年前の健診で, 心拡大を指摘.
　その3年後に, 近医で冠動脈・左室造影検査を受け, 正常冠動脈と著明な心拡大, 心機能低下を指摘.
　以上より, 拡張型心筋症と診断された.
　その後, 同医で入退院を繰返し, 呼吸困難悪化と心不全のコントロール目的で, 集中治療室に入室した.
【入院時現症】
　意識清明, 血圧115/80 mmHg, 心拍数105/分, 整.
　心臓：汎収縮期雑音3/6, 第Ⅲ音聴取.
　肺：全肺野で湿性ラ音聴取.
　頸静脈軽度怒張, 肝腫大, 下腿浮腫両側あり.
　その他, 神経学的所見を含め特記すべきことなし.
【入院時検査所見】
WBC 9800/μL　　　　RBC 404/μL　　　　Hb14.0 g/dL
Ht 39.0%　　　　　　Plt 10.4/μL
AST 1647 IU/L　　　ALT 1252 IU/L　　　LDH 4015 IU/L
T-Bil 2.5 mg/dL
BUN 46.0 mg/dL　　　　　　　　　　　　Cr 2.18 mg/dL
Na 130 mEq/L　　　　K 5.0 mEq/L　　　　Cl 94 mEq/L
BNP 3170 pg/mL

胸部 X 線写真　　　　　　　　　　　心電図

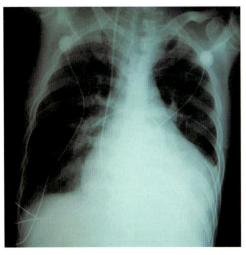
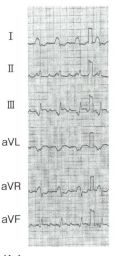
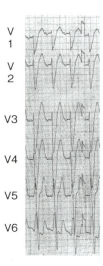

図4-6　入室時検査

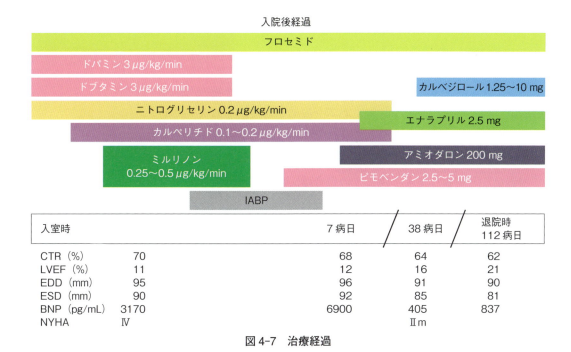

図 4-7　治療経過

遮断薬であるカルベジロールを開始して心不全は最終的にコントロールされ独歩退院しました．退院時胸部 X 線は**図 4-8** に示すように心拡大はまだ改善していませんが，肺うっ血および胸水は改善

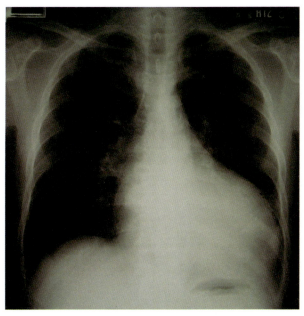

図 4-8　退院時胸部 X 線写真

しています．

### ●症例の解説

このように，さまざまな臨床的指標を駆使して病態を把握し，その病態に合った薬剤選択をして，心不全標準薬物療法を導入して心保護治療を行っていくことで，これほどの重症例でも独歩退院が可能なのです．しかし，このような重症例の再入院を防ぐことは極めて困難なことがあります．現にこの患者は，数ヵ月後に再び心不全が悪化して入院を余儀なくされました．この当時は，β遮断薬を投与中の心不全悪化に対してβ遮断薬を急性期に中止すべきか，継続すべきかに関しての根拠となるような研究結果はありませんでした．そこで，我々は継続しその後減量しましたが，改善がみられないために中止をすると心拍数が上昇し，心不全はむしろ悪化してしまいました．β遮断薬投与中は，β受容体が遮断されているため，β受容体を刺激するドブタミンは効果が半減してしまいます．そこで，β受容体を介さずに強心作用を発揮するといわれているホスホジエステラーゼⅢ阻害薬であるミルリノンを使用しました．それでも改善を認めないために，さらにβ受容体を介さないアデニル酸シ

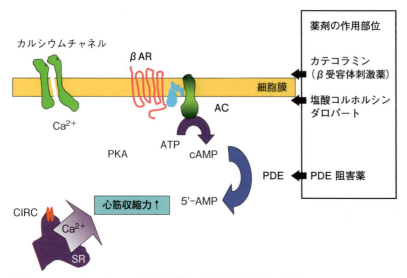

**図4-9　βアドレナリン受容体刺激伝達系と強心薬作用部位**
βAR：β受容体，AC：アデニル酸シクラーゼ，PDE：ホスホジエステラーゼ，ATP：アデノシン3リン酸，cAMP：環状アデノシン1リン酸，5'-AMP，5'アデノシン1リン酸，PKA：プロテインキナーゼA，CIRC：カルシウム誘発性カルシウム放出，SR：筋小胞体

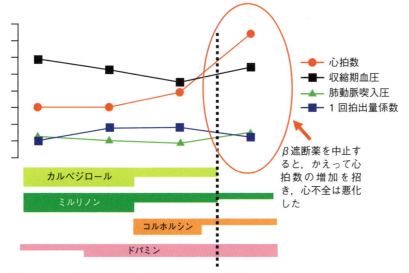

**図 4-10　β遮断薬投与中の急性心不全への対応**
β遮断薬投与中に発症した急性心不全は，β遮断薬を中止することなく，PDE Ⅲ阻害薬あるいは AC 刺激薬を用いて治療しうる．

クラーゼ刺激薬であるコルホルシンダロパートを使用しました．このようにβ遮断薬を内服している場合には，受容体を介さない薬剤選択が必要なのです（図4-9）．

しかし，改善せず強心薬を減量したうえでやむなくβ遮断薬を中止したところ，頻拍となり心不全悪化を認めてしまったのです（図4-10）．このような反省をふまえて，我々は，この経験後，急性期ショック例を除き，可能なかぎりβ遮断薬を中止しないようにしてきました．最近では，いくつかの研究結果が報告されるようになり，基本的に継続し，減量もしないことがよいとされています．もちろん，これらの研究結果は前向きに行われた研究ではないので，さらなる検討が必要だと考えます．

　この患者は，その後，改善しましたが，非同期性を改善するために再同期療法を導入しました．QRS幅が広く，左脚ブロック型の場合にはその有効性が期待できるからです．これにより，左室の非同期性は極めて良好に改善しました．ここでは，詳細は述べませんが，このように非薬物療法を併用することも重症心不全では重要な治療です．

Step ❹ 患者さんへの服薬指導のコツ —どうしてこの薬が必要なのか？—

# 4 薬物療法の効果を最大限にひき出す服薬指導のコツ

> **POINT**
> - 患者自身に納得して服薬してもらうためには，下記をきちんと説明する
> - なぜ，この薬を飲む必要があるのか？
> - それぞれの薬をどんな目的で飲むのか？
> - どうして薬を続けなければいけないのか？
> - どうして増量していかなければいけないのか？

　これまでの流れで，心不全の薬物療法は心不全を進展させないためには極めて重要であることを理解していただいたと思いますが，どんなに重要だからといって導入しても，患者自身が納得をして服薬をしっかりと継続してくれなければ何の役にも立ちません．まず，患者に，①なぜ，この薬を飲む必要があるのか？，②それぞれの薬剤をどんな目的で飲むのか？，③どうして続けなければいけないのか？，④どうして増量していかなければいけないのか？　を理解してもらうことが大切です．これらについて，どのように説明すべきかをみていきましょう．

## なぜ，この薬を飲む必要があるのか？

　心不全が悪くなっていく過程で，体の中のホルモンや神経の異常がかかわっていて，これらが過剰にはたらくと心臓は耐えられなくなります．そのために心臓の機能が低下してきてしまうので，薬によって調節してあげなければいけないことを繰り返し説明して理解してもらいましょう．

## それぞれの薬剤をどんな目的で飲むのか？

　心臓に悪さをするホルモンを司っているレニン・アンジオテンシン・アルドステロン系の亢進を抑え心臓を守る薬が，心不全の患者

の予後改善に有用であることが，多くの臨床研究で証明されています．交感神経という神経が過度にはたらきすぎると心臓は張り切りすぎてしまって，そのうちに疲れてきてしまいます．それを少し抑えてあげるために，β遮断薬という薬で交感神経の活動を抑え，心臓を休ませる必要があるのです．利尿薬は，心不全によって血の巡りが悪くなり，体がむくんだり，肺がむくむために息苦しくなったりするのを楽にするものです．利尿薬で尿として余分な体液が排泄され，心臓にかかっている負担をとってあげることができます．重症の心不全になると血液をうまく吐き出せなくなります．そのようなときは，心臓を力づけてあげる必要があるために強心薬が必要になります．このように，心不全治療に必要な薬について，丁寧に説明してあげることが必要です．

心不全ネットワークのホームページ（http://nhfn.jp/）に説明のためのわかりやすいアプリが紹介されていますので，ご利用ください．

## どうして続けなければいけないのか？

心臓の機能を改善するためには，心臓に悪さをする体の中の機構を調整する必要があり，それは，一度薬を飲んだだけではすぐに改善しませんし，原因となるものを根本的に治さないかぎり，悪さをする機構を抑え続けなければならないからです．多くの心不全をひき起こす心疾患そのものを完治することは，残念ながら今の医学ではごく限られた疾患のみで多くは困難です．

## どうして増量していかなければいけないのか？

心臓に悪さをする機構は心臓に局所的にも作用していて，薬によってそれをコントロールするためには，増量していかないと十分に心臓に届かず効果が出ないからです．しかし，急な増量は体の調節機構のバランスを崩してしまうことになるので，症状や血圧等をみながら慎重に少しずつ増量していく必要があるために時間がかかるのです．

このように，薬物療法を継続してもらう説明を薬剤師とともに

しっかりと行うことが重要です．そして，何よりも心不全で入院した患者の予後は極めて不良であることも，必要に応じてしっかりと患者とその家族に説明をしておくことも大切でしょう．日本の急性心不全の疫学研究の結果では，1年死亡率は22％，心不全再入院を含めると38％の患者が退院後1年以内に不幸な転帰をたどるのです．このような予後不良であることを医療スタッフのみならず，患者にもしっかり理解してもらうことが重要です．ただし，しっかり治療を受けて心不全が改善してくれば，天寿を全うできることもあることも併せて理解してもらうことも必要です．さらに，加えると薬剤師とともに，飲み忘れをしない工夫をすることと，医師側もできるだけ患者の性格や状況に合った処方の仕方を提案することも大切です．

*

　薬物療法は心不全治療の基本です．この基本をしっかりおさえてこそ，心不全の治療がうまくいきます．逆にここをおさえられなければ，心不全治療は成功しません．したがって，多職種で薬物療法をしっかりと導入し，継続していくために全力で取り組む必要があると思います．ぜひ，明日から院内のスタッフで話し合いをして問題点を抽出し，一人でも多くの心不全患者が薬物療法を適切に受け，予後が改善するようにがんばってください．

# Step 5

# 事例から学ぶ
# 心不全チーム医療と
# 心不全看護

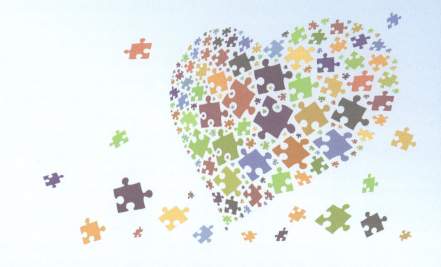

## Step 5 事例から学ぶ 心不全チーム医療と心不全看護

# 1 心不全パンデミックに備えて

> **POINT**
> - 心不全患者は 2030 年に 130 万人に
> - 救急医療だけでなく，長期予後を見据えた急性期治療が必要
> - 慢性心不全看護認定看護師は現在 296 人（2016 年現在）

心不全患者は，2030 年には心不全患者は 130 万人に達するといわれており（図 5-1），「心不全パンデミック」の時代が近づいています．また，高齢社会に伴って，目先の救命治療を乗り越えるだけでなく，長期予後を見据えた急性期治療を考えていく必要があります．

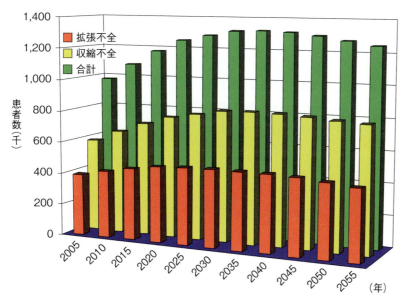

図 5-1 慢性心不全患者数の疫学調査
〔Okura Y, et al：Impending epidemic：future projection of heart failure in Japan to the year 2055. Circ J 72：489-491, 2008 より引用〕

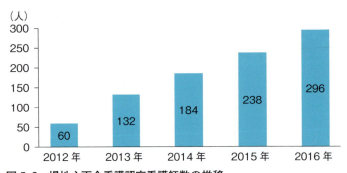

図 5-2　慢性心不全看護認定看護師数の推移
〔日本看護協会 HP より作成　http://nintei.nurse.or.jp/nursing/qualification/cn〕

　このような時代の流れから，慢性心不全患者の QOL 向上のため，2012 年より，慢性心不全看護認定看護師の教育課程がスタートしました．2016 年現在，日本全国で 296 人の慢性心不全看護認定看護師が活躍していますが，褥瘡対策チーム，感染対策チームのように，その活動が診療報酬の対象となっていないことから，その数は大幅に増加しているとはいえません（図 5-2）．今後，心不全チーム医療，または慢性心不全看護認定看護師による看護介入に対して診療報酬が加算されるためには，多くのエビデンスを構築していくことが求められています．

　この最終章では，再入院した高齢心不全患者の事例を通して，看護のポイントと，当院における心不全ケアチームによる介入方法を紹介していきます．一人でも多くの心不全患者が独歩で退院をして，社会復帰を果たすためのヒントになれば幸いです．

# Step 5 事例から学ぶ 心不全チーム医療と心不全看護

## 2 症例を通してチーム医療による介入ポイントを学ぼう！

### POINT
- 介入ポイント❶ クリニカルシナリオを使って病態把握と初期対応
- 介入ポイント❷ ノリア・スティーブンソン分類で状態把握
- 介入ポイント❸ 診て，聞いて，触って，身体所見を見逃さない
- 介入ポイント❹ 画像検査を看護に活かす
- 介入ポイント❺ 心臓超音波検査の所見を味方につける
- 介入ポイント❻ 食事から推定塩分摂取量を把握する
- 介入ポイント❼ 患者が心不全症状をセルフモニタリングできるように支援する
- 介入ポイント❽ 退院前訪問指導を活用する
- 介入ポイント❾ 患者のADLを評価する
- 介入ポイント❿ 過度な塩分制限など栄養管理には注意が必要

## 症例の概要

**【年齢・性別】**
80歳代，男性．

**【既往歴】**
高血圧，脂質異常症，Ⅱ型糖尿病，ペースメーカ植込み（DDD），狭心症（右冠動脈へ2回PCI施行．最終CAGでは＃4PD：75％ ＃13：75％の狭窄あり）．

**【心不全入院歴】**
あり（過去1回）．

**【嗜　好】**
喫煙：なし，アルコール：ビール500 mL，焼酎100 mLを2回/週．

**【職　業】**
元工具の設計（63歳で退職）．

**【現病歴】**
虚血性心疾患による慢性心不全にて循環器内科に通院中．入院

1ヵ月前より腰痛が増悪し，ほとんど動けない状態が続いていました．某日，就寝後に呼吸困難感を自覚．早朝になり症状が増悪したため当院へ救急搬送となりました．

【主　訴】
「息が苦しくて，横になれない」「最近，腰が痛くて夜眠れないから酒の量が増えていた」

【入院時身体所見】
血圧：172/84 mmHg，脈拍：102 回/分，呼吸回数：24 回/分，SpO$_2$：89％（空気），下腿浮腫（右/左）：軽度（＋/＋），冷感：なし，頸静脈怒張：中等度（＋＋），呼吸音：全肺野に湿性ラ音を聴取，心音：収縮期雑音なし，Ⅲ音聴取なし．

【入院時採血】
Cr：0.94 mg/dL，NT-proBNP：2340 pg/mL，T-Bil：0.90 mg/dL，Hb：12.7 g/dL，Na：140 mEq/L，K：3.7 mEq/L．

【心臓超音波】
左室駆出率78％，僧帽弁閉鎖不全（MR）：中等度，左室拡張期末期径：46 mm，左房径：50 mm，左室肥大あり．

【X線所見】
肺うっ血あり，胸水軽度貯留あり．

## 病態把握と初期対応

### ●ポイント❶クリニカルシナリオを使って病態把握と初期対応をする！

　急性心不全の早期の治療開始が予後改善への鍵となります．初期対応をする看護師も，図5-3に示したアルゴリズムを念頭におき，病態の把握，治療方針の予測をして治療が速やかに行えるよう対応していくことが重要です．この症例の患者は，クリニカルシナリオ1に当てはまります．

### ●ポイント❷ノリア・スティーブンソン分類で状態把握をしよう！

　治療とともに変化する病状やそれに合わせた治療を把握するツールとして，Nohria-Stevenson（ノリア・スティーブンソン）分類があります（図5-4）．身体所見から判断することができ，看護師

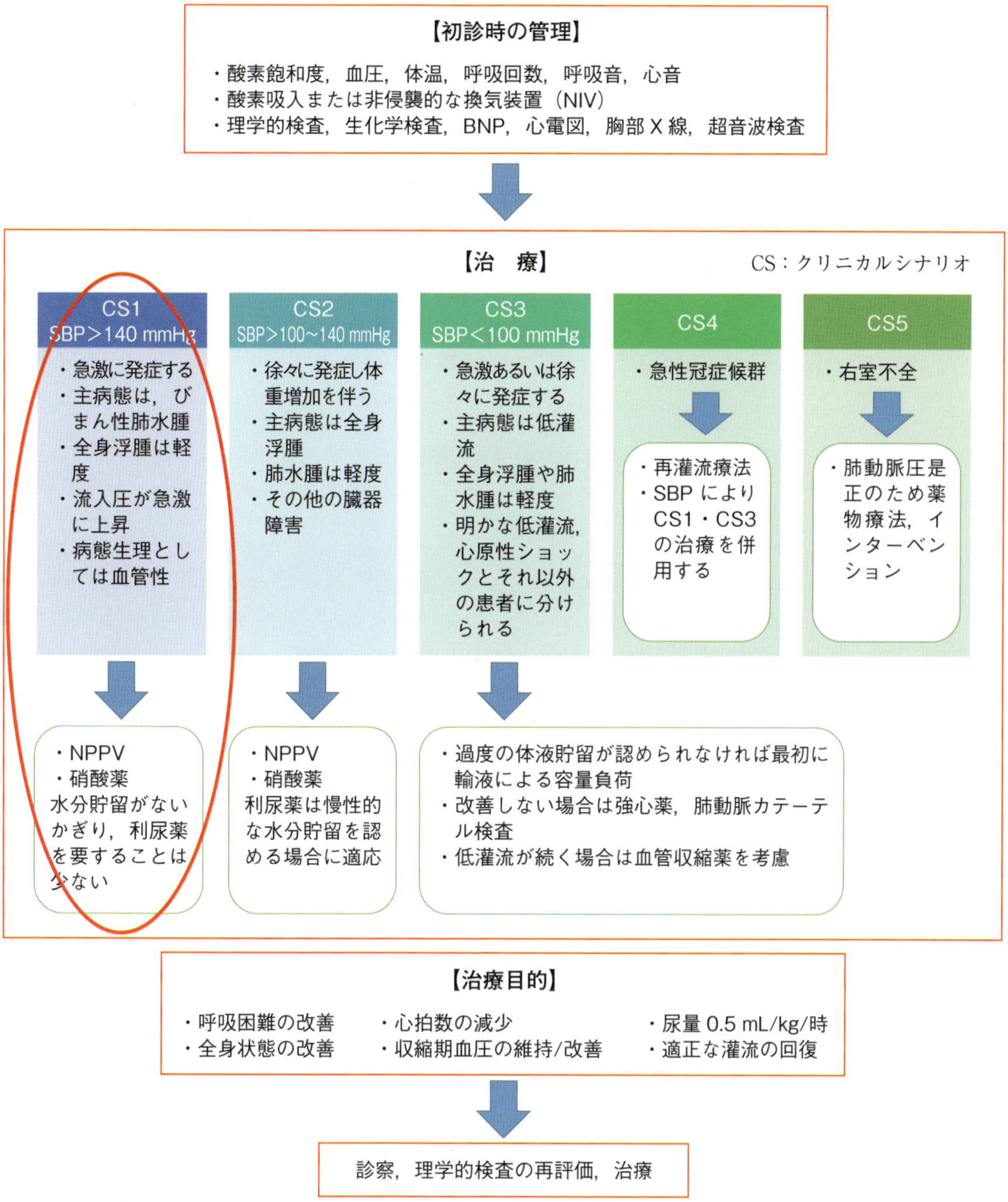

**図 5-3　入院早期の急性心不全患者のために提案されたアルゴリズム**
〔Mebazaa A, et al：Practical recommendations for prehospital and early-in-hospital management of patients presenting with acute heart failure syndromes. Crit Care Med 36：S129-139, 2008 より引用〕

でも判別が可能です．このようなツールはクリニカルシナリオ（CS）と合わせて，多職種間での共通言語として利用していくことができます．症例の患者は，wet/warm に当てはまります．

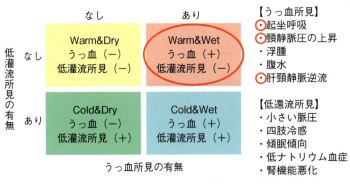

図 5-4　ノリア・スティーブンソン分類

表 5-1　心不全における身体所見の項目記載例

| 項　目 | 内　容 |
|---|---|
| 呼吸困難感 | VAS スケール（　8/10　　　） |
| 頸静脈怒張 | ＋（軽度），++（中等度）　+++（高度） |
| 肝頸静脈逆流 | 陰性，陽性 |
| 浮　腫 | 部位：（　　　膝下　　　　　）<br>右：＋（軽度），++（中等度），+++（高度）<br>左：＋（軽度），++（中等度），+++（高度） |
| 冷　感 | なし・あり（部位：　　　　　） |

●ポイント❸ 診て，聴いて，触って，身体所見を見逃さない！

　急性期では，治療によって分単位で症状が変化していきます．バイタルサインや各種パラメータ値だけでなく，身体所見の変化は，治療の効果判定やその後の治療方針への重要な指標となります．担当する看護師の経験年数によって差が生じないよう，表 5-1（詳細は Step2 を参照）のように観察項目内容を統一して身体所見をみていくことも重要です．

●ポイント❹ 画像検査を看護に活かす！

　身体所見と合わせて，特に胸部 X 線は，治療に伴い変化がわかりやすい画像検査の一つです．図 5-5 は症例の入院時の胸部 X 線所見です．肺うっ血に伴い，心陰影の拡大や，butterfly shadow，vanishing tumor，胸水貯留などの所見が確認できます．日々の胸部 X 線を確認し，患者の病態把握だけでなく，リハビリや看護に役立てましょう．

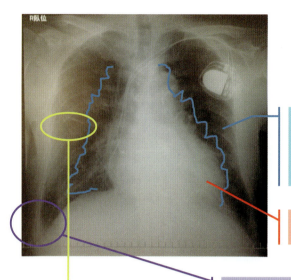

図5-5 入院時の胸部X線所見

●ポイント❺ 心臓超音波検査の所見を味方につける！

　左室駆出率が保たれていても，予後不良な心不全があることがわかってきました．心臓超音波検査（心エコー）は，その基礎疾患の判別だけでなく，病状把握や，治療戦略へ役立てる重要な検査です．看護師がすべての値を理解するのは大変ですが，**表5-2，3**で示した内容をおさえておくことで看護に役立てることができます．

## 治療経過1

　この症例は，クリニカルシナリオ1，Wet/Warm，左心不全優位で肺うっ血が主病態の心不全です．**図5-6**に治療経過をグラフで示します．治療は，CPAPにて酸素化をはかり，血管拡張薬を使用したことで，速やかに酸素化は改善されました．その後，補助的に利尿薬を使用し，β遮断薬，ARB遮断薬，抗アルドステロン薬が開始され，入院9日目には心臓リハビリ室で10 wattの負荷量でのエルゴメータが開始されました．

　今回の心不全増悪の誘因の一つに，腰痛が挙げられましたが，今後，心不全増悪を予防するためには，冠動脈狭窄部位の治療が必要と判断され，2回に分けてPCIを行いました．2回目のPCI後に

表 5-2 主要構造の径の計測

| 項目 | | 正常範囲 |
|---|---|---|
| LVEF（%） | 左室駆出率 | 55〜90% |
| SV（mL） | 1回拍出量 | 40〜123 mL |
| LVDd（mm） | 左室拡張終期径 | 40〜53 mm |
| LVDs（mm） | 左室収縮終期径 | 23〜42 mm |
| LAD（mm） | 左房径 | 19〜40 mm |
| RVD（mm） | 右室径 | 13〜25 mm |
| AoD（mm） | 大動脈径 | 21〜36 mm |
| IVST（mm） | 心室中隔厚 | 7〜12 mm |
| PWT（mm） | 左室後壁厚 | 7〜12 mm |

表 5-3 asynergy（壁運動異常）の分類

| Normal（正常） | Hypokinesis 心室壁運動の局所的な低下 | Akinesis 心室壁運動の局所的な欠如 | Dyskinesis 局所心室壁の収縮期奇異性拡張 |
|---|---|---|---|

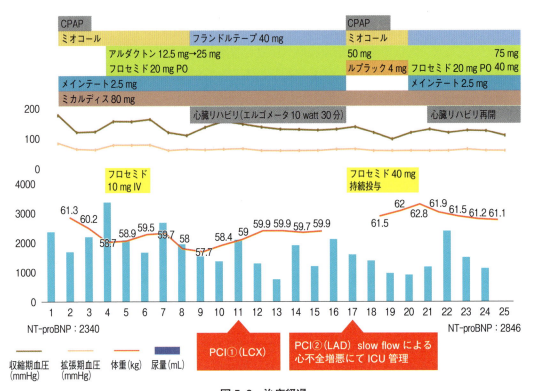

図 5-6 治療経過

Step5 事例から学ぶ 心不全チーム医療と心不全看護

腎機能増悪に伴いうっ血が増悪したため，ICUにて急性期治療が行われました．

## 退院に向けて，社会的背景，生活背景の情報を収集する

　急性期を脱した段階で，社会的背景，生活背景の情報収集を行います．図5-7は，当院で使用している心不全患者用の情報収集用紙です．

　情報収集をした結果，心不全の疾病管理をするうえでの問題点が明らかになりました（表5-4）．

### ●ポイント❻自宅での食事から，推定塩分摂取量を把握する！

　管理栄養士により，この患者は1日の塩分摂取量が約16gと推定されました．看護師がすべての食事に含まれる塩分量を把握するのは大変ですが，基本的な食事（味噌汁，漬物，梅干し，汁物など）の塩分量を知っておくと，効果的な指導ができます．図5-8に示した「塩分早わかり」は普段よく食べる食品の塩分量がわかりやすく記載されています．また，塩分量だけでなく，ナトリウム表示からの塩分換算方法を説明することも買い物の際に必要な知識として重要です．実際には，計算がしやすいよう「ナトリウム400 mgで塩分約1 g相当」となることを説明します（表5-5）．

　年齢，生活スタイルなどから，厳密な塩分6 g/日制限を目標とするのか，または，利尿薬を強化して，塩分制限を緩和するのかなども，多職種でのディスカッションのポイントとなるので，社会的背景，生活背景は，治療面でも大切な情報となります．

### ●ポイント❼患者さんは心不全症状に気づいていない!?

　急性心不全で入院した患者の約67％に末梢性浮腫が認められたのに対し（図5-9），心不全患者自身が末梢性浮腫を自覚していた割合は約38％（図5-10），というデータがあります．また，心不全患者は，日常生活に影響を及ぼす症状には注目しますが，日常生活に影響がないと，受診行動につながりにくいことがいわれています（表5-6）．しかし，心不全増悪で再入院した患者は入院1週間前から体重が2 kg増加することがわかっており（図5-11），医療者と患者の間の認識のずれを埋めるためには，まだ症状が残っている

心不全・心臓リハビリ（生活・社会的背景情報用紙）

患者名：○○ ○○ 様 （ID： ）

【環境：□不安がない □不安がある】

【家族構成】男：□ 女○
（本人二重線）

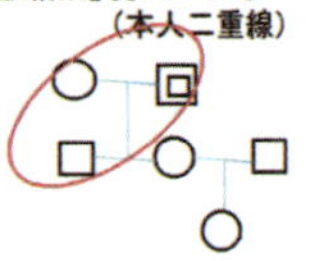

【世帯】
□同居 □独居
【家族の協力体制】
□あり □なし
【キーパーソン】
（ 妻 ）
【ソーシャルサポート】
（ 娘 ）

【住宅】
□一戸建て 階段（あり・なし）
□集合住宅（5）階居住 エレベータ（あり・なし）
【最寄駅までの交通手段と所要時間】
（ 徒歩 ）（ 20 分 ）
【最寄のスーパーまでの交通手段と所要時間】
（ 徒歩 ）（ 20 分 ）

【社会活動・復職 □不安がない □不安がある】
【職業】 （職種/業務内容を記載）
□就労中 （ ）
□退職/無職（ 元工具設計（63歳で退職） ）
□休職中 （ ）
□家事 （ ）
□発症後退職 □退職予定 □転職 □配置転換 □現職復帰
【身体活動量】 □軽労作 □普通 □重労働
【通勤方法】（ ）

【経済状況：□不安がない □不安がある】
【生活保護】
□あり □なし
【介護認定】□未申請 □申請中
□要支援（ ） □要介護（ ）
□サービス内容（ ）
【ケアマネージャー/地域包括支援センター連絡先】
担当者名（ ）
連絡先（ ）

【嗜好品：□良好 □要支援】
【喫煙】
□する（ ）本/（ ）歳～（ ）歳
□しない □以前吸っていた
【飲酒】
□する（ビール500ml 焼酎100ml2回/週
□しない

【ストレス・余暇：□良好 □要支援】
【ストレス】
□なし
□あり（ 食事療法
【生きがい・趣味など】
読書（時代物）、野球観戦

【運動習慣：
【運動の経験】
□なし
□あり（ ）
【入院前に行っていた運動】
□なし
□あり サイクリング 40分を一日おき

【生活状況：□良好 □要支援】【睡眠：□良好 □要支援（入眠障害・中途覚醒）（睡眠薬：なし・あり： レンドルミン ）】

| 時間 | 7時 | 8時 | | | 13時 | | | | 19時 | | | | | 23時 |
|---|---|---|---|---|---|---|---|---|---|---|---|---|---|---|
| 内容 | 起床 | 朝食 | 新聞 | テレビ | 昼食 | テレビ | 雑用 | 外出 | 夕食 | テレビ | 入浴 | テレビ | 晩酌 | 就寝 |

【内服管理：□良好 □要支援】
【内服の理解】□良好 □不十分
【管理方法】□他者管理 □自己管理
【管理状況】□良好 □不十分

【セルフモニタリング：□良好 □要支援】
【必要性の理解】□良好 □不十分
【記録状況】 □良好 □不十分

【栄養指導】
□過去に受けたことがある
□過去に受けたことがない
□今後受ける予定（受講日： 月 日）

【食事：□良好 □要支援】
【調理する人】□本人 □本人以外（ 妻
【頻度】 □外食 （ ）回/週）内容：（ ）
□コンビニ・惣菜（ ）回/週）内容：（ ）
【食事内容】
□朝食： ご飯 味噌汁 干物 漬物 おひたし
□昼食： 麺類（うどん、そば） 汁は半分残す
□夕食： ご飯 味噌汁 おひたし、おかず（肉野菜炒め、魚など） 漬物
□間食： せんべい 和菓子

お醤油が大好きで、いろんなものにかけ醤油をしてしまう

【本人の食事に対する認識】□このままでよいと思う □改善する必要があると思う（具体的に：塩分が多い ）

【疾患の受け止め方：□不安がない □不安がある】
苦しくて、もう死ぬのかと思った

【本人・家族の希望・目標】
もう入院したくない 家で過ごせるように体力をつける
□病気への理解 □再発予防 □症状の緩和 □内服管理 □食事管理 □運動習慣の習得 □体力向上 □禁煙 □減酒

図 5-7 日本医科大学武蔵小杉病院「心不全患者の生活・社会的背景情報用紙」

うちから**患者自身，または家族が心不全症状をセルフモニタリングできるように支援する**ことが非常に重要であることがわかります．

表 5-4　情報収集により明らかになった問題点

| 問題点 | 理　由 |
|---|---|
| ①塩分過多 | 推定塩分摂取量約 16 g/日 |
| ②セルフモニタリング不足 | 体重，心不全症状のチェックなし |
| ③介護サービス利用の不足 | 息子，妻の 3 人暮らしだが，息子との関係は良好ではない．介護申請なし． |
| ④活動量の低下 | 腰痛があり，ほぼ 1 日自宅にいる．以前はサイクリングをしていたが，腰痛が悪化してからは，ほぼ自宅で生活をしている．BMI は保たれているが，下肢筋力に低下がみられている． |

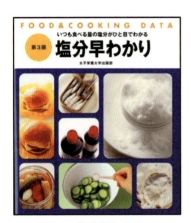

図 5-8　塩分早わかり
（女子栄養大学出版部）

表 5-5　栄養成分表と塩分換算方法

標準栄養成分表
1 食（34 g）あたり

エネルギー： 176 kcal
蛋 白 質： 2.8 g
脂　　質： 11.0 g
炭 水 化 物： 16.6 g
ナトリウム： 1.0 g

（食塩相当量：2.5 g）

塩分量（g）＝ナトリウム（mg）× 2.54 ÷ 1000

ナトリウム約 400 mg で塩分 1 g

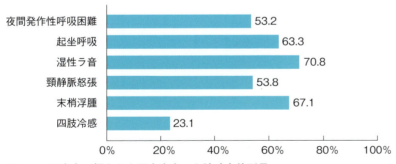

図 5-9　医療者が捉えた心不全患者の入院時身体所見

〔Sato N, et al：Acute decompensated heart failure syndromes（ATTEND）registry. A prospective observational multicenter cohort study：rationale, design, and preliminary data. Am Heart J. 159(6)：949–955, 2010 より一部抜粋〕

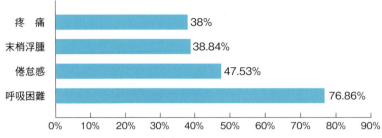

図 5-10　心不全患者が入院時に自覚していた症状
〔Patel H, et al：Reasons for seeking acute care in chronic heart failure. Eur J Heart Fail 9：702-708, 2007 より一部抜粋〕

表 5-6　患者が重要視している症状

| 症　状 | 非常に重要と感じている割合 |
| --- | --- |
| 毎日の生活上の活動ができなくなる | 35.3% |
| 階段を上がるのが難しくなる | 33.1% |
| 活動中の息切れ | 29.6% |
| 体重の突然の増加 | 18.6% |

〔Schiff GD, et al：Decompensated heart failure：symptoms, patterns of onset, and contributing factors. Am J Med 114(8)：625-630, 2003 より抜粋〕

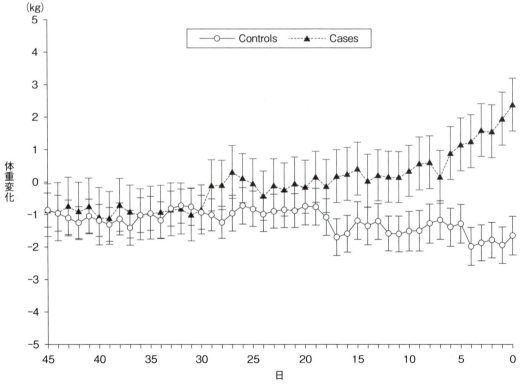

図 5-11　心不全患者の入院前の体重変化
〔Chaudhry SI, et al：Patterns of weight change preceding hospitalization for heart failure. Circulation 116(14)：1549-1554, 2007 より引用〕

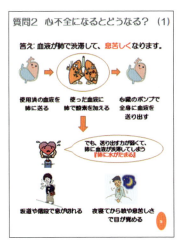 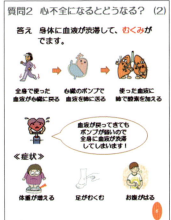 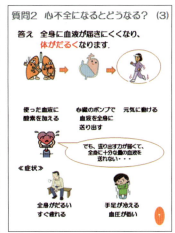

左心不全症状　　　　　　　右心不全症状　　　　　　低灌流症状

図 5-12　心不全患者指導用のパンフレット（当院作成）

## セルフモニタリングを指導する

　セルフモニタリング指導は，患者または家族が心不全の増悪を早期に発見することで，早期受診行動につながる大切な項目です．心不全の重症化予防のためだけでなく，日々の生活が心負荷になっていないかを判断するバロメータにもなります．指導は，浮腫などが残っている亜急性期の段階から始めることがポイントです．図5-12 は当院で作成した心不全指導用のパンフレットを一部抜粋したものです．

　このパンフレットを用いて病態と症状をリンクしながら理解してもらい，図 5-13 のような心不全手帳への自己記入を促します．さらに，図 5-14 のように，体重と心不全症状をグラフにすることで，治療と症状を実感しやすくなります．しかし，心不全患者の多くが高齢であり，認知機能低下が認められています．また，経済的理由で体重計や血圧計を購入できない患者も少なくありません．患者・家族の理解度や，生活背景に合ったセルフモニタリング方法を選択していくのが看護師の役割ともいえます．

## 早すぎた退院の結果

　2 回目の PCI が終了し，リハビリにより ADL が拡大したところで，患者から「寝れなくてしんどい．もう点滴も取れたし，家に帰

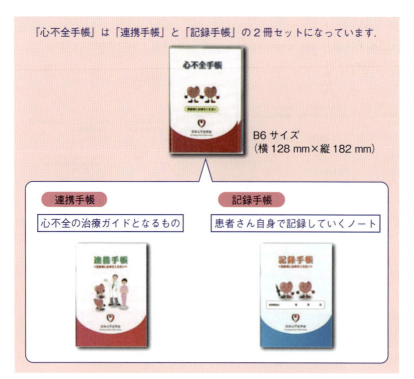

図 5-13　心不全手帳（日本心不全学会発行）
〔日本心不全学会 HP より抜粋〕

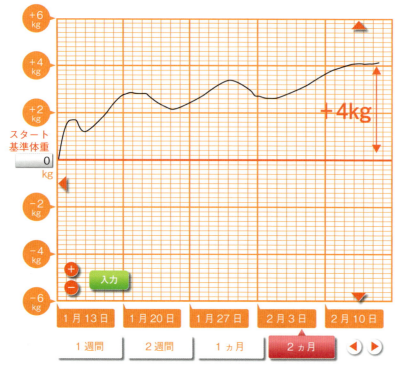

図 5-14　体重グラフ記入例

らせてくれ．気が狂いそうなんだ」という訴えが聞かれました．胸部 X 線上は胸水貯留が認められ，NT-proBNP も入院時と比べても十分に下降しておらず，退院は難しいと判断されました．しかし，患者の意思は強く，利尿薬，抗アルドステロン薬の増量をはかり，退院 2 日後に外来受診を予定し，退院となりました．

退院 2 日後に，妻より「息が苦しそう．嘔吐もした．でも，本人が病院に行きたがらない．どうしたらいいの」と相談の連絡が入り，再び救急搬送されました．

【入院時身体所見】
血圧：92/33 mmHg，脈拍：86 回/分，呼吸回数：24 回/分．
$SpO_2$ 98％（10 L リザーバーマスク下）浮腫：顔面に＋，頸静脈怒張＋＋，冷感あり，全肺野に湿性ラ音聴取，心尖部に収縮期雑音聴取，Ⅲ音聴取．

【入院時採血】
Cr：1.34 mg/dL，NT-proBNP：10221 pg/mL，T-bil：1.2 mg/dL，Hb：9.5 g/dL，Na：132 mEq/L，K：4.3 mEq/L．

【心臓超音波】
左室駆出率：50％，僧帽弁閉鎖不全（MR）：重度，左室拡張期末期径：46 mm，左房径：57 mm．

## 心不全増悪の要因をアセスメントし，病態を把握する

今回の心不全増悪の要因は，第一にうっ血の解除が不十分であったことが挙げられます．退院後の生活に伴う後負荷により，MR の増悪をひき起こし，肺うっ血の増強，また，食事摂取不十分に伴う低灌流も起こしていました．身体所見や採血結果からも，多臓器障害がみられていることから，低灌流であることがうかがえます．

クリニカルシナリオでは CS3（図 5-15），ノリア・スティーブンソン分類では Wet/Cold となります（図 5-16）．同じ心不全患者でも，心不全増悪を繰り返すたびに，重症度が上がっていることがわかります．

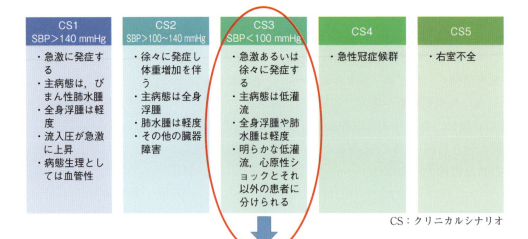

図 5-15　クリニカルシナリオ分類

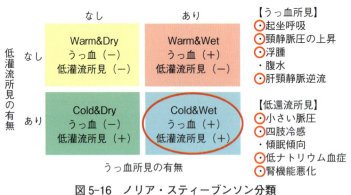

図 5-16　ノリア・スティーブンソン分類

## 治療経過 2

　図 5-17 は治療経過をグラフにまとめたものです．CPAP による酸素化，カテコラミン補助下で血管拡張薬と利尿薬が併用されました．また，低ナトリウム血症を認めていたため，急性期にトルバプタン（サムスカ®）を使用したことで，うっ血が早期に改善されました．

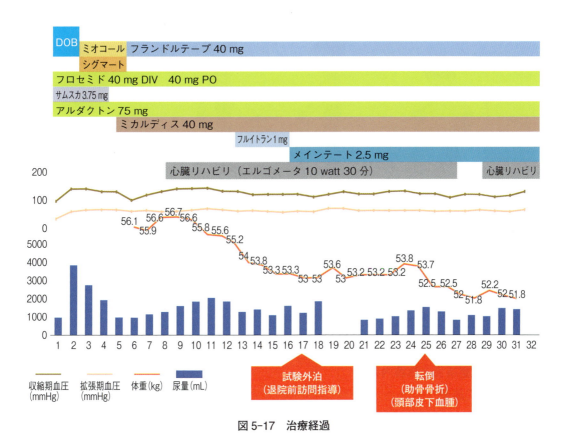

図 5-17 治療経過

## 再入院予防への対策

　再入院 8 日目には再度，心臓リハビリ室にて 10 watt の低負荷でエルゴメータが開始されました．すでにうっ血や低灌流は是正され退院できる状態になりましたが，食欲低下，ADL 低下が著明であり，通院困難，妻への介護負担が問題として挙がりました．

### ●ポイント❽ 退院前訪問指導を活用する！

　退院前訪問指導とは，入院期間が 1 ヵ月を超えると見込まれる患者を対象に，家屋の構造や介護状況を把握し，患者または家族に対して退院後の療養生活上の指導を行うことを目的としたもので，1 回 555 点の算定が取れる制度です．この制度を利用し，試験外泊時にケアマネジャー同席のもと，慢性心不全看護認定看護師が自宅への退院前訪問指導を行いました．

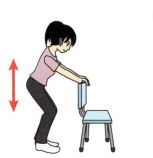
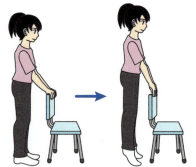

スクワット：10 回/1 セット　　かかと上げ運動：10 回/1 セット

【トレーニングのポイント】
・息を止めない
・2 秒で吸いながら立ち，2〜4 秒吐きながら下りる
・セット間は 90 秒のインターバルを入れる

図 5-18　自宅でできるレジスタンストレーニング

【在宅での確認項目と指導内容】
①居住環境の調整

　浴室内は手すりがなく低い椅子を使用していました．また，布団を使用し，食卓は低く椅子の使用がなく，心負荷がかかる住居環境であることがわかりました．家族，本人，ケアマネジャーと相談し，介護用品の具体的な設置場所について提案しました．

②病院から自宅までの距離や道路状況

　病院から自宅まで徒歩 15 分，自宅前には片側 2 車線の横断歩道があり，独歩での通院は困難であることがわかりました．デイサービスの利用を提案しましたが，本人の受け入れが難しかったため，自宅でもできるリハビリ内容やウオーカーのレンタルを理学療法士より提案しました．図 5-18 は，レジスタンストレーニングの一部です．また，図 5-19 のような簡易エルゴメータを使用することで，狭い住居環境でも有酸素運動を行うことができ効果的です．

● ポイント❾患者の ADL を評価しよう！

　横断歩道を渡り切るには，1.04 m/秒の歩行速度が必要です．また，歩行自立するには，最低でも高さ 40 cm の台から手を使わずに立ち上がることが必要といわれていますが（図 5-20），症例の

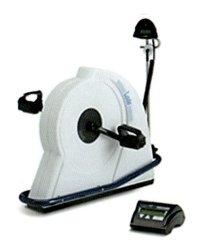

図 5-19　簡易エルゴメータ
（ロード社　アンギオエルゴメータ）

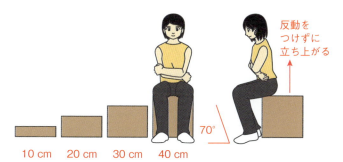

図 5-20　ADL の評価
〔森尾裕志，他：心大血管疾患患者における退院時年齢・性別の運動機能指標について．心臓リハビリテーション 14(1)：89-93，2009 を参照して作成〕

患者は，この 2 つの条件を満たしていませんでした．

高齢化に伴い，フレイル（虚弱）の患者は増加傾向です．このような指標を用いることで，ADL の評価が明確となり，また，今後のリハビリの評価にもつながります．

③食事内容の確認

自宅での食品や調味料を確認することができ，家族や本人に実践的な栄養指導を行うことができます．症例の患者は，「干物が好き」と言っていましたが，実際の食卓に出てくる干物は手のひらサイズのもので，制限をするほどのものではありませんでした．

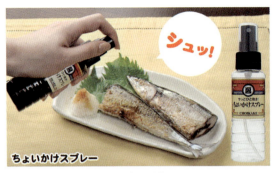
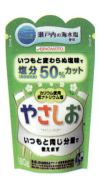
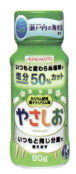

図 5-21　減塩グッズ①
（清水産業　ちょいかけスプレー）

図 5-22　減塩グッズ②
（味の素社　やさしお®）

●ポイント⑩ 心不全の栄養指導の落とし穴に注意しよう！

　高齢者では，過度な塩分制限は，食欲低下をもたらし，低栄養や低ナトリウム血症をひき起こすため，注意が必要です．管理栄養士による，ライフスタイルや年齢に合わせた個別性のある栄養指導が効果的です．図 5-21 は，1 プッシュ 0.1 mL の醤油スプレーです．食品にまんべんなく醤油がかかるので，醤油のかけすぎを防ぐことができます．図 5-22 は，塩分量が 50％カットされた食塩です．このような便利グッズを紹介することもあります．

④内服管理の環境

　心不全患者の多くは，多疾患有病者です．内服管理が適切に行えるよう，自宅での内服薬管理場所なども確認することが重要です．この症例の患者には，15 種類の内服薬とインスリン自己注射が処方されていたため，薬剤師から主治医へ，内服薬の整理が提案されました．

## 退院前評価

①身体的評価

　うっ血の指標は，退院後の外来管理での指標になります．X 線，採血データだけでなく，表 5-7 に示したような身体所見，退院時の体重も確認しておくことは，外来管理，在宅管理での比較できる指標として重要になります．

表5-7 退院時の身体所見例

| 項　目 | 内　容 |
|---|---|
| 呼吸困難感 | VASスケール（　2/10　） |
| 頸静脈怒張 | ＋（軽度），＋＋（中等度），＋＋＋（高度） |
| 肝頸静脈逆流 | 陰性，陽性 |
| 浮腫 | 部位：（　　　　　　　　　　　）<br>右：−，＋（軽度），＋＋（中等度），＋＋＋（高度）<br>左：−，＋（軽度），＋＋（中等度），＋＋＋（高度） |
| 冷感 | なし・あり（部位：　　　　　　　　） |
| 退院時の体重 | 50 kg |

表5-8 退院時に確認する薬剤事項

| 項　目 | 薬剤名/用量 |
|---|---|
| β遮断薬 | ビソプロロールフマル酸塩錠 1.25 mg |
| ACE阻害薬/ARB遮断薬 | ミカルディス錠® 40 mg |
| 抗アルドステロン薬 | アルダクトン®A 75 mg |
| 利尿薬 | フロセミド 40 mg |
| 強心薬 | なし |

②内服薬の評価

　退院前に，薬剤師がガイドライン上で推奨されている薬剤，その他利尿薬，強心薬等が適切に投与されているか，確認を行います（**表5-8**）．また，内服薬による副作用や，相互作用がないか，薬剤師によるチェックが重要となります．

③心不全指導の理解度の評価

　「慢性心不全治療ガイドライン」は生活指導として，①一般事項（心不全の病態と説明，身体的評価［症状・徴候］，精神的評価，予後），②症状のモニタリングと管理（心不全増悪時の症状，体重の自己測定［毎日］，症状増悪時の対処方法，精神症状の対処方法），③食事療法（ナトリウム・水分制限，アルコール制限，順守するための方法），④薬物療法（薬の性質・量・副作用，併用薬剤，複雑な薬物治療への対処，費用，順守するための方法），⑤活動・運動（仕事および余暇，運動療法，性生活，順守するための方法），⑥危

表 5-9 心不全知識尺度

| | | | | |
|---|---|---|---|---|
| ① | 心臓で酸素と二酸化炭素が交換されている | 0. はい | 1. いいえ | 2. わからない |
| ② | 心不全とは心臓のポンプ機能が低下して，全身に必要な血液を送り出せない状態である | 0. はい | 1. いいえ | 2. わからない |
| ③ | 心不全の症状に，息切れや息苦しさがある | 0. はい | 1. いいえ | 2. わからない |
| ④ | 心不全が悪化すると，咳や痰が出るのは，肺に水がたまっているためである | 0. はい | 1. いいえ | 2. わからない |
| ⑤ | 心不全が悪化すると，体を起こすと息が苦しくなり，仰向けになって寝ると息が楽になる | 0. はい | 1. いいえ | 2. わからない |
| ⑥ | 心不全が悪化すると，急に体重が増えることが多い | 0. はい | 1. いいえ | 2. わからない |
| ⑦ | 心不全は，過労やストレスで悪化する | 0. はい | 1. いいえ | 2. わからない |
| ⑧ | 塩分は，体内に水分を貯留させる作用がある | 0. はい | 1. いいえ | 2. わからない |
| ⑨ | 利尿薬は，体の余分な水分を取り除く作用がある | 0. はい | 1. いいえ | 2. わからない |
| ⑩ | 心臓の薬は，食事を摂らないときは飲まないほうが良い | 0. はい | 1. いいえ | 2. わからない |
| ⑪ | 心不全の方は，健康な方よりも水分を多く摂ったほうが良い | 0. はい | 1. いいえ | 2. わからない |
| ⑫ | 心不全の方は，塩分を多く摂ったほうが良い | 0. はい | 1. いいえ | 2. わからない |
| ⑬ | 喫煙は，循環を促進させるため，心不全の方にとっては良い | 0. はい | 1. いいえ | 2. わからない |
| ⑭ | 心不全の方は，状態や重症度に関係なく，運動はしないほうが良い | 0. はい | 1. いいえ | 2. わからない |
| ⑮ | 心不全の方の入浴は，血行促進のために 43℃ くらいの熱めの湯が良い | 0. はい | 1. いいえ | 2. わからない |

〔kato N, et al：Development and psychometric properties of the Japanese Heart Failure Knowledge Scale. Int Heart J 54(4)：228-233, 2013 を参照して作成〕

険因子の是正（禁煙，肥満患者における体重管理，脂質異常症・糖尿病・高血圧の管理）を推奨しています．しかし，パンフレットを用いて説明しても，その内容の半分以上を理解できていない患者も少なくありません．表 5-9 のような，心不全知識尺度を用いて評価することで，患者の理解度を確認することができます．本症例の患者は 30 点満点中 12 点でした．不正解項目を再指導しました．

## 退院後の継続介入と評価

　心不全の再入院を予防するためには，退院後の介入が重要となります．退院後 1〜2ヵ月は 1〜2 週間ごとのチェックをしていきます．チェック方法は，ケースに合わせて，外来受診，電話，心臓リハビリテーションなどから選択をしていきます．

表 5-10　欧州心不全セルフケア尺度（1：全くそのとおりである〜5：全くあてはまらない）

| ① | 毎日体重を測っている | 1 | 2 | 3 | 4 | 5 |
|---|---|---|---|---|---|---|
| ② | 息切れがしたときには，少し休む | 1 | 2 | 3 | 4 | 5 |
| ③ | 息切れがひどくなったときには，病院または医師や看護師に連絡する | 1 | 2 | 3 | 4 | 5 |
| ④ | 足がいつもよりむくんだときには，病院または医師や看護師に連絡する | 1 | 2 | 3 | 4 | 5 |
| ⑤ | 1週間で体重が2kg増えたときには，病院または医師や看護師に連絡する | 1 | 2 | 3 | 4 | 5 |
| ⑥ | 水分量を1日あたり1〜1.5Lを超えないようにしている | 1 | 2 | 3 | 4 | 5 |
| ⑦ | 日中のどこかで，休むようにしている | 1 | 2 | 3 | 4 | 5 |
| ⑧ | 倦怠感が増したときには，病院または医師や看護師に連絡する | 1 | 2 | 3 | 4 | 5 |
| ⑨ | 塩分の少ない食事を摂っている | 1 | 2 | 3 | 4 | 5 |
| ⑩ | 指示どおりに薬を飲んでいる | 1 | 2 | 3 | 4 | 5 |
| ⑪ | 毎年，インフルエンザの予防接種を受けている | 1 | 2 | 3 | 4 | 5 |
| ⑫ | 定期的に体を動かしている | 1 | 2 | 3 | 4 | 5 |

〔kato N, et al：Validity and reliability of the Japanese version of the European Heart Failure Self-Care Behavior Scale. Eur J Cardiovasc Nurs 7：284-289, 2008 を参照して作成〕

　表 5-10 の欧州心不全セルフケア行動尺度は，患者の心不全セルフケアを数値で評価できる有効な尺度です．点数は，12〜60 点で，得点が低いほどセルフケア行動が良好といわれています．この患者は 18 点で，セルフケア行動は良好と判断しました．

# Step 5 事例から学ぶ 心不全チーム医療と心不全看護

# 3 心不全チーム医療

> **POINT**
> - チーム医療のメリットは多職種によるアセスメントで心不全患者を捉えることができること
> - そして，具体的で専門的な介入方法を提供できること
> - 軽度の心不全などでは，多職種介入別業務工程表の活用も有効

## 心不全におけるチーム医療

　心不全におけるチーム医療のメリットは，多職種によるアセスメントによって心不全患者を全人的に捉え，具体的で専門的な介入方法を心不全患者に提供することができるところにあります．しかし，その方法や介入内容は，どこの施設でも手探りで行っているのが現状です．

### ●チームの構成要員

　当院における心不全チームの構成要員は，①循環器内科医師，②慢性心不全看護認定看護師，③精神看護専門看護師，④退院調整看護師，⑤理学療法士，⑥薬剤師，⑦管理栄養士，⑧医療ソーシャルワーカー（MSW），となっています．

### ●チームの活動

　図5-23に，当院における心不全チームの1週間の流れを示します．心不全患者が入院すると，循環器内科医師から慢性心不全看護認定看護師に連絡が入ります．慢性心不全看護認定看護師が，各職種に心不全患者の情報を伝達し，各職種が介入を開始します．毎週木曜日には，多職種カンファレンスを行い，表5-11に示した内容の情報を共有し，疾病管理上の問題点の抽出とその介入方法について話をまとめていきます．カンファレンス後には，ベッドサイド回診を行い，患者の主訴や身体所見などから，心不全の治療とケアに

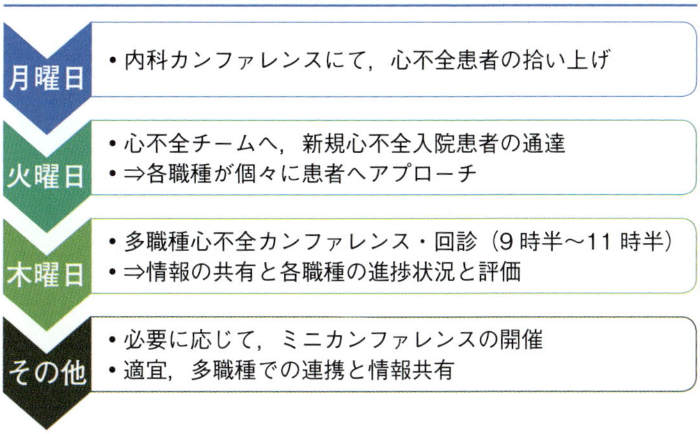

| | |
|---|---|
| 月曜日 | ・内科カンファレンスにて，心不全患者の拾い上げ |
| 火曜日 | ・心不全チームへ，新規心不全入院患者の通達<br>・⇒各職種が個々に患者へアプローチ |
| 木曜日 | ・多職種心不全カンファレンス・回診（9時半～11時半）<br>・⇒情報の共有と各職種の進捗状況と評価 |
| その他 | ・必要に応じて，ミニカンファレンスの開催<br>・適宜，多職種での連携と情報共有 |

図5-23 当院における心不全チームの活動の流れ

表5-11 カンファレンス内容

| 職種 | 内容 |
|---|---|
| 医師 | ・治療方針<br>・医学的アプローチ内容 |
| 看護師 | ・ADL（食事，睡眠，活動）<br>・生活背景<br>・社会的背景 |
| 理学療法士 | ・リハビリ進行状況<br>・運動機能評価 |
| 管理栄養士 | ・栄養評価<br>・食事摂取状況<br>・自宅での食事内容 |
| 薬剤師 | ・処方状況<br>・相互作用<br>・内服アドヒアランス |
| リエゾン看護師 | ・せん妄の評価<br>・睡眠状況<br>・抑うつの有無 |
| 退院調整 | ・介護サービスの利用状況<br>・経済的状況<br>・家族の介護力 |

についての再構築を行います．

　図5-24は，当院で使用している「多職種介入別　業務工程表」（ワークシート）です．

　これは，横軸に時間軸（急性期-亜急性期-代償期-退院前），縦軸に職種別の行動内容を示しています．心不全の重症度などによって

3　心不全チーム医療

| ID | 患者氏名： 様 | 性別： 男・女 | 年齢： 歳 |
|---|---|---|---|
| | 入院日： 年 月 日 | 予定入院期間： 日 | 【入院時】担当看護師が，エンボスをしてNsチャートに保管する |
| | ※各職種は，行った項目の□にレ点をつける | | |

| 時期区分 | | 急性期～亜急性期 | | 代償期 | 退院前確認項目 |
|---|---|---|---|---|---|
| 時期区分の定義 | | 循環器系シリンジポンプ投与＋循環器系内服薬の併用時期 | | 循環器系シリンジポンプが離脱できている時期 | |
| | | 入院時 | 入院翌日以降 | | |
| 確認・検討項目 | 医師 | □治療方針の確認<br>□病態経過の確認<br>□NPPV終了検討<br>□静注薬終了検討 | □膀胱留置カテーテル抜去検討<br>□酸素終了検討<br>□安静度拡大の検討<br>□病態に応じた慢性期治療の導入状況の確認 | □内服薬治療，非薬物治療<br>□エルゴメータ開始検討<br>□栄養指導予約<br>□安静と拡大の検討 | □内服薬治療，非薬物治療<br>□目標体重の設定<br>□退院後塩分制限量<br>□うっ血スコア評価 |
| | 病棟看護師 | □退院調整の必要性<br>（退院支援シート記入） | □日常生活の情報収集<br>□心不全パンフの配布<br>□疾患に対する認識の確認<br>□心不全手帳の配布 | □心不全手帳の記入状況確認 | □心不全手帳の記入状況 |
| | 心リハ | □運動機能評価<br>□リハビリメニュー作成 | □運動機能評価<br>□入院前の活動量の確認<br>□運動機能評価<br>□リハビリメニュー遂行状況確認 | | □外来心リハ通院の有無 |
| | リエゾン | □精神・認知機能評価 | | | |
| | 薬剤師 | □内服歴聴取<br>□相互作用，副作用確認 | □新規導入薬剤説明<br>□内服アドヒアランスの査定 | | □内服内容・方法の理解度 |
| | 栄養士 | □栄養状態の評価 | □栄養状態の評価<br>□入院前の食事内容の確認 | | □栄養状態の評価 |
| | 臨床工学技士 | □デバイスの設定確認 | □デバイス導入検討 | | □退院時デバイスの設定確認 |
| 患者指導項目 | 医師 | □病態と治療方針の共有 | □心不全病態<br>□心不全増悪の要因<br>□心不全症状 | □内服薬治療，非薬物治療<br>□塩分制限の必要性 | □退院後の治療に対する理解度 |
| | 病棟看護師 | | □セルフモニタリング方法指導<br>□心不全手帳の自己記入開始 | □日常生活の注意点<br>□内服自己管理査定 | □受診の目安に対する理解度<br>□生活指導に対する理解度 |
| | 心リハ | | □運動機能評価結果<br>□入院中のリハビリメニュー内容 | □活動と心不全の関係<br>□退院後のリハビリ内容 | □退院後の活動調整方法<br>□退院後のリハビリに対する理解度 |
| | 栄養士 | | □治療食の必要性 | □退院後の食事 | □栄養指導の理解度 |
| | 薬剤師 | | □内服の必要性 | □内服の必要性 | □内服方法，注意点に対する理解度 |
| | 臨床工学技士 | | □デバイスの必要性 | □デバイスの管理方法 | □デバイス管理上の理解度 |

心不全教室：毎週火曜日　14時～15時　心臓リハビリテーション室で開催

（日本医科大学武蔵小杉病院　作成）

図5-24　日本医科大学武蔵小杉病院「心不全標準ケア　多職種介入別　業務工程表」

表 5-12 多職種による評価の可視化

| 項　目 | 尺度/内容 | 項目数 | 評価者 |
| --- | --- | --- | --- |
| ①予後スコア | 当院独自で作成した統計処理より「1年予後死亡率」を算出 | 4項目 | 医師 |
| ②併存疾患 | 当院独自で作成 | 5項目 | 医師 |
| ③社会性 | 当院独自で作成 | 8項目 | MSW/看護師 |
| ④メンタル | 情緒・気分・高齢者抑うつ尺度 | 7項目 | リエゾン看護師 |
| ⑤栄養 | CONUT法＋SGA（主観的包括的評価） | 15項目 | 管理栄養士 |
| ⑥ADL | 基本的生活動作 BarthelIndex（BI） | 10項目 | 理学療法士 |
| ⑦内服アドヒアランス | MMAS-4（Morisky Medication Adherence Scales） | 4項目 | 薬剤師 |
| ⑧心不全知識 | 心不全知識尺度（Japanese Heart Failure Knowledge Scale） | 15項目 | 看護師 |

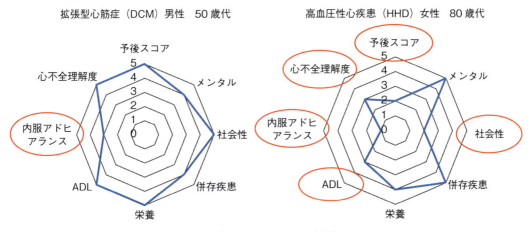

図 5-25　多職種による評価の可視化
＊具体的な2症例をもとに，このレーダーグラフの活用方法を示します．一目見て，患者の相違がわかると思います．DCM 50歳代の男性では，特に，内服アドヒアランスへの介入を強化する必要があることがわかります．それに対して，HHD 80歳代の女性の症例では，ADL，内服アドヒアランス，心不全理解度，社会性と数多くの項目での問題点があがりました．
＊認知機能障害，高齢世帯のこの症例に対し，リハビリ，指導方法の検討に重きをおくだけでなく，社会的サポートの強化をすることが必要であることがわかります．入院時の予後スコアで予後不良と判断された人は，より医学的介入を強化する必要があります．

は，対象とならない症例もありますが，軽症の心不全や初発心不全患者には有効なものと実感しています．

●評価方法

心不全チームの介入によるアウトカムとして，①再入院率の低下，②在院日数の短縮，③QOLの向上，などが挙げられます．そのためには，多職種が，同じ目線で患者を全人的に捉える必要があります．当院では，表5-12に示した内容について，各職種が評価し，図5-25に示したレーダグラフを作成し，重点的に介入するべき問題点を可視化しています．今後は，このレーダグラフを退院後の連携に活用していくことを検討しています．

## 連携と心不全チーム医療の今後の課題

心不全は重症度によって，介入方法が多様に広がります．これ以上の治療が見込めない重症心不全では，症状マネジメント，意思決定支援，緩和ケアなど，心不全多職種チームだけでは太刀打ちできない症例も多く存在します．このような難渋症例では，緩和ケアチーム，リエゾンチーム，呼吸サポートチーム（RST），栄養サポートチーム（NST）などチーム医療同士の連携も重要となってきます．忘れてはならないのは，患者・家族のためのチーム医療であり，チーム医療のために患者・家族がいるわけではありません．職種間でのコミュニケーションを密に行い，問題点，目標を常に共有できるような体制が成功の鍵となると感じています．また，チーム医療の中で心不全看護の専門性を発揮できるためにも，多くのエビデンスを構築していくことが必要です．

来たる「心不全パンデミック」に対応できるよう，より多くの看護師が慢性心不全看護認定看護師の道を目指していただけたら，日本の心不全患者のQOLは向上すると確信しています．

# 索引

## 数字・欧文

1回拍出量　4
ACE1　88
ADLの評価　121
AHA/ACCステージ分類　13, 86
ARB　89
asynergyの分類　110
ATTENDレジストリー　35
BNP　40
butterfly shadow　109
CP angle　52
CPAP　109
CRT　76
CS　55
F$_I$O$_2$　60
HbA1c　18
HDL　18
HFpEF　29
HFrEF　29
IABP　72
ICD　75
LDL　18
NIPPV　55, 59
NPPV　55, 59
NST　130
NT-proBNP　40
NYHA心機能分類　13, 85
PEEP　60
pressure support（PS）　60
RAA系　87
RST　130
TAVI　79
UKPDS　18
vanishing tumor　109
β遮断薬　90

## あ

アゾセミド　62
アルドステロン拮抗薬　64
アンジオテンシンⅡ受容体拮抗薬　89
アンジオテンシン変換酵素阻害薬　88

## い

インダパミド　63

## う

植込み型除細動器　75
右心不全　25
右心不全によるうっ血　37
うっ血　36
うっ血性心不全の診断基準　27

## え

栄養サポートチーム　130
栄養指導　122
エプレレノン　64
エルゴメータ　120

## お

欧州心不全セルフケア行動尺度　125

## か

外頸静脈の怒張　37
拡張　5
拡張型心筋症　23
拡張不全　29
画像検査　108
カリウム保持性利尿薬　64
カルディオバージョン　76
カルペリチド　68
肝頸静脈逆流　37
冠動脈拡張作用　67
冠動脈疾患　16
緩和ケアチーム　130

## き

気管支喘息　28
起坐呼吸　28, 67
急性心不全　10, 25
狭心症　16
強心薬　69
胸水貯留　109
胸部X線　39
虚血　67

## く

クリニカルシナリオ　55, 106

## け

経カテーテル的大動脈弁留置術　78
血圧　6
血管拡張薬　66
血行動態的うっ血　36

## こ

交感神経系　90
高血圧性心疾患　24
交互脈　45
高心拍出性心不全　30
高二酸化炭素血症の是正　59
抗頻拍ペーシング　76
後負荷　8
呼気終末陽圧　60
呼吸管理　59
呼吸サポートチーム　130
呼吸仕事量の軽減　60
コロトコフ音　41

## さ

サイアザイド系利尿薬　63
左心不全　25
左心不全によるうっ血　38
三尖弁閉鎖不全症　22
酸素抽出率　4

## し

四肢冷感　44
湿性ラ音　38
社会的背景　111
収縮　5
収縮期血圧　8, 34
収縮不全　29
昇圧薬　69
脂溶性β遮断薬　92
除細動　76
シルエットサイン　53
心陰影拡大　109
心エコー　109

心筋梗塞　16
人工心臓　79
心臓移植　79
心臓再同期療法　76
心臓超音波検査　109
心臓のしくみ　3
心臓の収縮拡張のサイクル　5
身体所見　108
身体的評価　122
心拍出量　4
心拍数　4, 35
心不全指導の理解度の評価　123
心不全知識尺度　124
心不全手帳　116
心不全の原因　16
心不全の分類　12, 25
心不全パンデミック　103

## す

推定塩分摂取量　111
水利尿薬　92
スピロノラクトン　64
スワン・ガンツカテーテル　42

## せ

生活背景　111
セルフモニタリング　115
前負荷　7, 66

## そ

臓器保護作用　64
僧帽弁狭窄症　21

僧帽弁閉鎖不全症　21

## た

退院前評価　122
退院前訪問指導　119
大動脈内バルーンパンピング　72
大動脈弁狭窄症　19
大動脈弁閉鎖不全症　20
多職種介入別 業務工程表　127
多職種カンファレンス　126

## ち

チーム医療　126
チームの活動　126
チームの構成要員　126

## て

低酸素血症の是正　59
低心拍出性心不全　30
低ナトリウム血症　62, 64

## と

トラセミド　62
トリクロルメチアジド　63
トルバプタン　65

## な

内服管理　122
内服薬の評価　123
ナトリウム利尿ペプチド　40

## に
ニコランジル　69
ニトロ製剤　67

## の
脳性ナトリウム利尿ペプチド　40
ノリア・スティーブンソン分類　42, 57, 106

## は
肺水腫　38
バイタルサイン　33, 108
バソプレッシン受容体拮抗薬　64
バルサルバ法　41

## ひ
非侵襲的陽圧換気　55, 59
評価の可視化　129

## ふ
フォレスター分類　42, 58
服薬指導　98
フラミンガムの心不全診断基準　27
フランク・スターリングの法則　7
フロセミド　62

## へ
弁膜症　18

## ほ
補助循環装置　71
発作性夜間呼吸困難　28

## ま
末梢低灌流　44
慢性気管支炎　28
慢性心不全　11, 25
慢性心不全看護認定看護師　104

## み
脈圧　34

## や
薬剤耐性　69
薬物療法　61, 87

## り
リウマチ熱　21
リエゾンチーム　130
利尿薬　61, 92
臨床的うっ血　36

## る
ループ利尿薬　62

## れ
レジスタンストレーニング　120
レニン・アンジオテンシン・アルドステロン系　87

1日でマスターする　心不全の基本知識と患者ケア
―― 5stepで学ぶ最もやさしいテキスト ――

2017年2月20日発行　　　　　　　　　　　第1版第1刷　Ⓒ

監　修　佐藤直樹
　　　　さ とう なお き

発行者　渡辺嘉之

発行所　株式会社　総合医学社
　　　　〒101-0061　東京都千代田区三崎町 1-1-4
　　　　電話 03-3219-2920　FAX 03-3219-0410
　　　　URL：http://www.sogo-igaku.co.jp

Printed in Japan　　　　　　　　　　　　　　シナノ印刷株式会社
ISBN978-4-88378-894-1

・本書に掲載する著作物の複製権・翻訳権・上映権・譲渡権・公衆送信権（送信可能化権を含む）は株式会社総合医学社が保有します．
・ JCOPY ＜（社）出版者著作権管理機構　委託出版物＞
本書を無断で複製する行為（コピー，スキャン，デジタルデータ化など）は，「私的使用のための複製」など著作権法上の限られた例外を除き禁じられています．大学，病院，企業などにおいて，業務上使用する目的（診療，研究活動を含む）で上記の行為を行うことは，その使用範囲が内部的であっても，私的利用には該当せず，違法です．また私的使用に該当する場合であっても，代行業者等の第三者に依頼して上記の行為を行うことは違法となります．複写される場合は，そのつど事前に，JCOPY（社）出版者著作権管理機構（電話 03-3513-6969，FAX 03-3513-6979，e-mail：info@jcopy.or.jp）の許諾を得てください．